AF469869

Dr E. OZENNE

Hygiène Prophylactique

des

HÉMORROÏDAIRES

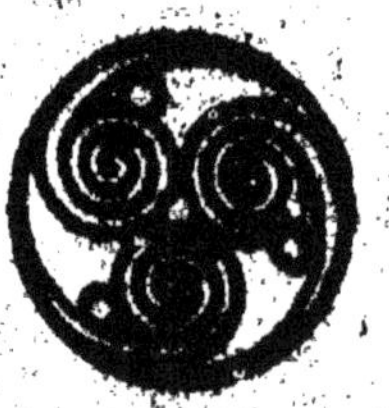

MASSON ET Cie, ÉDITEURS
LIBRAIRES DE L'ACADÉMIE DE MÉDECINE
120, Boulevard Saint-Germain, PARIS (VIe)
1923

HYGIÈNE PROPHYLACTIQUE

DES

HÉMORROÏDAIRES

Dr E. OZENNE
Chirurgien honoraire de Saint-Lazare
Ancien Président de la Société des Chirurgiens de Paris
Lauréat de l'Académie de Médecine (Prix Ricord, 1921)

HYGIÈNE PROPHYLACTIQUE

DES

HÉMORROÏDAIRES

MASSON ET Cie, ÉDITEURS
LIBRAIRES DE L'ACADÉMIE DE MÉDECINE
120, Boulevard Saint-Germain, PARIS (VIe)
1923

HYGIÈNE PROPHYLACTIQUE
des Hémorroïdaires

CHAPITRE I

HYGIÈNE PROPHYLACTIQUE DE L'ARTHRITIQUE

L'arthritique est un candidat à la maladie hémorroïdaire

L'hygiène, dont toutes les sciences sont tributaires, a pour but de conserver et d'améliorer la santé. C'est en raison de cette dernière fonction, l'amélioration de la santé, que ses préceptes doivent être rigoureusement observés par les malades atteints d'hémorroïdes. Il importerait même beaucoup qu'il en fût ainsi pour les candidats à cette maladie, ce qui constituerait une mesure préventive, propre à s'opposer à l'éclosion de la maladie.

Malheureusement, il n'est aucun symptôme de certitude, aucun signe précurseur, qui puissent faire prévoir sans contestation que telle ou telle personne en sera un jour atteinte. On ne peut avoir que des présomptions qui, à cause de cette inconnue et de l'incertitude de l'avenir, méritent toutefois d'être prises en sérieuse considération, quand il s'agit surtout d'un sujet issu de parents arthritiques ou déjà entaché lui-même de quelques manifestations de cette diathèse.

L'arthritique doit être considéré comme un candidat aux hémorroïdes. S'il n'est pas voué à voir fatalement apparaître cette phlébite chronique, il a d'autant plus de raisons de la redouter qu'on ne la rencontre guère que chez les arthritiques et qu'il y a de très grandes probabilités pour qu'un jour ou l'autre cette maladie vienne s'ajouter à celles qui sont du domaine de cette diathèse et qui l'ont déjà frappé.

Les liens intimes qui lient les hémorroïdes à l'arthritisme commandent donc de ne pas attendre que les premières se soient déclarées pour se soumettre aux préceptes de l'hygiène. Ces préceptes doivent être mis en pratique, quand l'origine ou les manifestations arthritiques sont en cause.

Quelle que soit la conception que l'on ait de l'arthritisme et de son caractère essentiel, quelque hypothétiques que soient encore les théories invoquées pour expliquer pourquoi et comment se forme cette maladie, telle que l'a comprise le professeur Bouchard, la clinique a rendu ce terme compréhensible. Il doit donc être conservé, car il désigne un état morbide, caractérisé par l'hyperacidité des humeurs, et prédisposant à de nombreuses maladies (goutte, rhumatisme chronique, lithiase biliaire, lithiase rénale, diabète, obésité, etc...) au nombre desquelles se trouve aussi la maladie hémorroïdaire. C'est pour cette raison qu'il m'a paru essentiel de rappeler, au début de ce travail, les préceptes hygiéniques qui s'imposent à tout arthritique.

« L'arthritique, écrit très justement le Dr de Grand-

MAISON, relève de quatre causes principales : l'hérédité, la suralimentation, la sédentarité et le surmenage nerveux, auxquelles on peut ajouter l'alcoolisme. Les unes et les autres ont pour effet de créer le ralentissement des mutations nutritives. Il se produit un trouble nutritif qui, tout en demeurant la base de l'arthritisme, peut être enrayé par l'observation de préceptes hygiéniques. »

§ 1er. REMARQUES GÉNÉRALES SUR L'ALIMENTATION

Pour vivre et subsister, l'homme doit faire provision de matériaux nécessaires pour son entretien. C'est dans les aliments qu'il se procure ces matériaux, c'est-à-dire la matière combustible nécessaire à l'organisme, la vie n'étant qu'une combustion. Mais, comme il n'a besoin, pour entretenir une vie normale, que d'une quantité d'aliments inférieure à ce qu'il a l'habitude de consommer, il devrait avoir pour principe d'observer rigoureusement les règles de la sobriété.

C'est là le but de l'hygiène alimentaire, qui, en un mot, a pour fonction d'équilibrer les recettes et les dépenses, les premières ne devant comprendre qu'une alimentation proportionnée aux combustions qui constituent les secondes. Tel est le rôle d'une alimentation suffisante qui, chez l'adulte, maintiendra son poids normal et, chez l'enfant, le fera accroître normalement. Ce qui revient à dire : pour assurer l'équilibre dans le fonctionnement normal de l'organisme, il faut s'en tenir *à la ration d'entretien.*

Quelle doit être cette ration ? Elle doit se composer de trois sortes de substances : substances albuminoïdes (la chair en particulier), graisses et hydrates de carbone, formant ainsi trois groupes d'aliments qui peuvent se suppléer, sinon totalement, du moins dans certaines proportions.

D'après ARMAND GAUTIER, la ration moyenne quotidienne doit être, pour un adulte effectuant un travail moyen, de

Albumine	100 gr.
Graisses	45 gr.
Hydrates de carbone	373 gr.

Cette ration fournirait 2.500 à 3.000 calories, dont 2.200 environ utiles, d'après les recherches de CHAUVEAU, qui a établi que le sucre est dans l'organisme la seule source de l'énergie. Cette proportion relative pour chaque variété d'aliments n'est qu'une moyenne générale, même un peu inférieure, en tant que graisses et hydrates de carbone, pour quelques physiologistes. Elle est certainement susceptible de variations, suivant l'état de repos ou d'activité de l'individu, suivant son âge et son sexe, et suivant qu'il s'agit de la nature et de la quantité du travail à effectuer.

Ne pas se soumettre à ce principe de la ration d'entretien et l'enfreindre, soit en la dépassant, soit en usant en excès d'aliments azotés, c'est provoquer fatalement dans la nutrition des troubles qui auront pour conséquences, après des périodes d'abondance et de disette trop répétées et trop prolongées, dans le premier cas une accumulation générale de graisse, c'est-à-dire l'obésité, et, dans le second cas, une accumulation de toxines alimentaires (leucomaïnes), d'où la production de la goutte, du rhumatisme chronique, du diabète, de la gravelle urinaire, etc.... Il est donc de toute importance de régler son hygiène alimentaire, tant en quantité qu'en qualité des aliments.

L'excès des aliments a été regardé de tout temps comme néfaste. Les anciens médecins l'ont maintes fois proclamé, et c'est en ces termes que Gallien le rappelle dans l'un de ses poèmes :

> Tous maux viennent par gloutonnerie,
> Escripture en est toute plaine,
> Mais la sobre parcimonie
> Rend la créature toute saine.
> Senecque, qui toujours amaine
> Quelque mot digne et vertueux,
> Dit à la créature humaine
> Cet enseignement somptueux :
> « Sces-tu comment tu dois manger ?
> « Ung peu moins que saturité » ....

Ce précepte doit rester immuable. Ne pas satisfaire entièrement son appétit à chaque repas est une règle à observer sans crainte d'altérer sa santé. Ne sait-on pas que l'on peut soutenir sa vie pendant assez longtemps avec une minime quantité d'aliments solides ?

Même réserve est à faire dans l'usage des boissons, dont l'excès est aussi préjudiciable que l'abus des aliments solides, car, outre les troubles qu'accuse le système digestif, il en résulte une hypertension artérielle dont on connaît les funestes effets. Œrtel a dit avec raison : « Tous, nous buvons trop ; la proportion habituelle de nos boissons dépasse de beaucoup la quantité nécessaire aux échanges nutritifs : jamais nous ne les réglons sur nos dépenses. »

Autant il importe de régler la quantité des aliments solides et liquides, autant on doit apporter de soin à en choisir la qualité. C'est une considération de premier ordre qui n'est pas à négliger et que j'envisagerai en détail pour chaque variété d'arthritiques hémorroïdaires.

Tout en me réservant de répondre à cette indication dans les chapitres consacrés à l'hygiène des goutteux, des dyspeptiques, des hépatiques, etc..., hémorroïdaires, je ne crois pas sans utilité d'exposer, dès maintenant, les préceptes généraux recommandés aux différentes catégories d'hémorroïdaires et auxquels doit se soumettre toute personne atteinte de cette maladie.

Comme l'hémorroïdaire est un arthritique qui brûle incomplètement ses aliments, il y a prédominance, chez lui, des acides organiques qui, tout en étant brûlés dans l'économie et qui, tout en participant à la formation des carbonates alcalins, lesquels sels ne deviennent nuisibles que s'ils existent en excès, et en même temps prédominance des toxines alimentaires ou insuffisance d'élimination de ces toxines, il en résulte plusieurs indications formelles ainsi formulées par le Dr Lavielle, dans son excellente monographie : *L'Arthritisme* (1).

1. — Lavielle : *L'Arthritisme*. Bordeaux, 1910.

1° Eviter les aliments toxiques. Restreindre la ration azotée ;

2° S'abstenir des aliments générateurs de l'acide urique ;

3° Supprimer tout aliment acidifiant de l'organisme. Prendre en revanche des alcalinisants ;

4° N'user qu'avec modération des aliments excitants (l'alcool en particulier).

En observant le plus rigoureusement possible ces préceptes, qui doivent servir de guides, on aura des chances de lutter contre l'intoxication par abus des aliments, l'acidification des humeurs et des organes, l'hyperproduction de l'acide urique (la théorie uricémique étant celle qui paraît le moins attaquable), et contre la suralimentation qui conduit à l'usure de nos organes. Sans entrer dans l'exposé détaillé de ces principes alimentaires, j'en résumerai les principaux points qui méritent surtout d'être retenus :

1° *Eviter les aliments toxiques. Restreindre la ration azotée.*

Outre les aliments avariés (animaux surmenés ou malmenés), il faut éviter l'usage, ou tout du moins l'abus des aliments carnés, car la viande, quelle que soit sa nature, est toxique avant son entrée dans le tube digestif. Pendant l'existence des animaux, elle contient des poisons dont la quantité et la virulence s'accroissent rapidement après la mort, et, lorsqu'elle est ingérée, sa putréfaction est favorisée par le milieu alcalin de l'intestin, d'où la production de ptomaïnes, de microbes, d'alcaloïdes toxiques, engendrant une intoxication plus dangereuse, parce que son usage en est quotidien.

Le régime carné, mis en pratique sans modération, est un facteur des plus actifs qui provoque et entretient la fermentation, d'où des complications de plusieurs espèces : constipation permanente, entérite, colite muco-membraneuse, et, comme les tissus de l'organisme sont touchés par les toxines, il y a finalement production de sclérose, particulièrement chez l'arthritique qui est dans un état plus ou moins accentué de réceptivité.

2° *S'abstenir des aliments générateurs d'acide urique.*

Dans les maladies par ralentissement de la nutrition, il y a un excès de formation ou un défaut de solubilité de l'acide urique : il y a hyperacidité des humeurs et uricémie fréquente. Les arthritiques doivent donc supprimer ou ne prendre que le moins souvent possible les aliments susceptibles de se transformer en acide urique et en favoriser l'élimination ou la solubilisation.

3° *Supprimer tout aliment acidifiant de l'organisme.*

Tout l'organisme, chez l'arthritique, est plus ou moins imprégné d'hyperacidité, engendrée et entretenue par les acides les plus divers. En plus de l'hyperchlorhydrie de l'estomac, on note, dans cet organe, des fermentations qui font subir aux aliments des transformations donnant de l'acide lactique ou acétique et autres acides, ce qui se révèle par l'acidité du sang, des sécrétions de la peau, de la bile, de l'urine, etc...

D'autre part, il faut être prévenu que la lithiase oxalique accompagne souvent la lithiase urique. Or, certains aliments renferment des doses assez élevées de cet acide (cacao, chocolat, thé, oseille, épinard, poivre, rhubarbe, betterave, choucroute, haricot blanc et vert, pois chiche). On n'en fera donc qu'un usage très restreint, si l'on ne veut pas favoriser la formation d'une surproduction d'oxalates et ainsi contribuer à augmenter l'acidification des tissus.

4° *N'user qu'avec modération des aliments excitants. Le rôle toxique de l'alcool.*

Tous les aliments sont doués, à différents degrés, d'un pouvoir d'excitation des organes. Parmi ces aliments, la viande tient l'un des premiers rangs. Non seulement elle active les sécrétions gastriques, mais elle exerce encore sur toute l'économie une action des plus stimulantes. Aussi cette excitation ne doit-elle être ni trop forte ni trop faible. Trop forte, elle élève la tension artérielle, surmène le cœur et agit trop sur le système nerveux et, par suite, sur les glandes de l'estomac. Après qu'il s'est produit une surnutrition exagérée, vient un jour où, lorsqu'elle est seule employée, apparaissent des phénomènes d'inhibition et, à la suite, un ralentissement de la nutrition. C'est alors que l'arthritique, qui aime la nourriture stimulante, y supplée par l'adjonction d'excitants (les hors-d'œuvre à la mode) et par l'usage des aliments d'épargne (café, thé, les boissons alcooliques).

Si le café et le thé, pris en quantité notable et continue, sont des dérivés des corps générateurs d'acide urique et conduisent au neuro-arthritisme, l'alcool est le véritable écueil de l'arthritique : c'est un excitant du système nerveux, sans qu'aucun organe n'en retire un réel profit. L'arthritique ne vit plus que par lui et pour lui, parce qu'il est le plus fort des excitants, mais en peu de temps, quand son usage est continu et progressif, son action sclérosante ne tarde pas à se manifester sur chacun de nos organes. Combien fréquentes, par exemple, sont les crises hémorroïdaires après des libations exagérées ! Il faut être bien convaincu que l'abus des boissons alcooliques est l'une des causes de l'arthritisme.

Dans les pages précédentes, de même que quelques considérations générales sur l'arthritisme m'ont paru seules nécessaires à cause de l'union des hémorroïdes avec cette diathèse, sans aborder son histoire pathologique, de même je laisserai de côté tout ce qui a rapport à l'analyse chimique des aliments, solides et liquides, d'origine animale et d'origine végétale, et ne m'en tiendrai qu'à l'exposé du régime qu'il a avantage à mettre en pratique.

§ 2. — RÉGIME ALIMENTAIRE

Comme il n'existe pas un arthritique, mais *de nombreuses variétés d'arthritiques,* il va de soi qu'il serait peu conforme à la clinique et trop absolu d'établir un seul et même régime alimentaire, fixe et immuable, car, pour certains sujets, il en résulterait un ralentissement de la nutrition, déjà défaillante. Toutefois, tout en devant être variée suivant le tempérament de l'individu, suivant son état général, suivant la variété des manifestations qu'il présente, l'alimentation devra pourtant répondre aux quatre préceptes fondamentaux que j'ai reproduits ci-dessus (p. 11).

La science et l'observation ont fait bon marché du *régime lacté* et du *régime végétal exclusifs* ; il n'en doit donc pas être question. Je n'en dirai pas autant du régime mixte, car si, dans son application, on a le soin de ne pas le suivre à la lettre, si, parfois, l'on doit s'astreindre, pendant certaines périodes, à l'abstinence des aliments qui provoquent l'intoxication et sont producteurs d'acide urique, il serait exagéré d'en défendre l'usage d'une façon absolue et permanente, car, parmi ces aliments, — les aliments carnés, — il en est dont la puissance toxique est réduite au minimum. L'arthritique ne doit donc n'en faire qu'un usage intermittent très modéré, de même qu'il saura se priver de toute substance génératrice de l'acide urique.

Le tableau suivant indique, d'une façon schématique, quels sont les aliments déconseillés et conseillés, c'est-à-dire les aliments nuisibles ou pouvant être utilisés sans inconvénient :

ALIMENTS DÉCONSEILLÉS	*ALIMENTS CONSEILLÉS*
Viandes rouges : Bœuf, Mouton, Cheval (en usage quotidien).	*Viandes rouges :* En petite quantité et avec intervalles d'abstinence.
Viandes blanches et d'animaux jeunes : Chevreau, Agneau, Veau, Porc, Lapin de garenne, Pigeon, Perdrix, Oie.	*Viandes blanches :* Jambon maigre, Poulet, Dindon.
Viandes noires : Faisan, Chevreuil, Lièvre, Sanglier, Canard (Tout gibier faisandé).	*Viandes noires :* Cailles et Perdrix (mangées aussitôt tuées).
Abats : Ris de veau, Cervelles, Foie de veau et de bœuf, Rognons.	
Aliments gélatineux : Peau, Têtes, Oreilles, Pieds.	
Charcuterie.	
Lait caillé.	*Le lait :* (Abstinence si entérite ou dyspepsie).
	Le petit lait.
	Les œufs. La laitance : En petite quantité.
Poissons : Poissons de mer conservés (Saumon, Morue, Maquereau). Poissons de rivière gras (Alose, Anguille, Carpe).	*Poissons :* Poissons de mer frais (Sole, Merlan, Bar, Rouget, Barbue, Hareng). Poissons de rivière frais (Brochet, Goujon, Truite).
Crustacés : Ecrevisse, Crevette, Langouste.	*Huîtres fraîches :* Ou bouillies, ainsi que les Crustacés et les Coquillages.
Mollusques : Escargot, Moule, Tortue, Huile de poisson.	
Légumes verts : Artichauts, Epinards, Oseille, Rhubarbe, Betteraves, Champignons, Asperges.	*Légumes verts :* Choux, Choux de Bruxelles (en petite quantité), Tomates, Salsifis, Carottes à l'étuve, Céleris, Aubergines, Navets, Oignons, Poireau, Melons, Pommes de terre.

Légumineuses :
Pois, Fèves, Lentilles, Haricots.

Fromages :
Fromages fermentés (Roquefort, Camembert).

Pain :
Pain chaud, Pain de fantaisie.

Vinaigre.

Sucre.

Fruits :
Figues sèches, Nèfles, Coings, Amandes, Ananas, Noix, Groseilles acides.

Condiments :
Condiments alliacés (Ail, Echalotte, Ciboule, Radis, Raifort, Moutarde).
Condiments acides (Câpres, Cornichons).
Condiments âcres ou poivrés (Poivres, Piments).

Boissons alcooliques :
Boissons fermentées, Vins liquoreux, mousseux, Bières anglaises, Bourgogne, Cidre, Poiré.

Liqueurs alcooliques.

Apéritifs.

Salades :
Toutes les salades.

Fromages :
Fromages frais, Chester, Hollande, Gruyère, Emmenthal.

Pain :
Pain complet ou pain bis.

Céréales :
Riz, Orge, Blé, Seigle, Avoine.

Sel :
(En petite quantité).

Pâtisserie :
(En petite quantité, non sucrée).

Fruits :
(Tous les fruits non acides).

Condiments aromatiques :
Vanille, Muscade, Anis, etc.

Boissons :
Eau pure, Vins blancs légers, Vin de Bordeaux coupé.

Infusions chaudes.

§ 3. — REMARQUES PARTICULIÈRES

Dans le régime alimentaire à observer, il est un complément indispensable, d'où dépendent en grande partie les bénéfices que l'on a à en retirer : c'est le mode d'application de ce régime ou, si l'on veut, les simples règles qui doivent présider aux repas.

Si la mastication qui, pour les herbivores, doit être parfaite, est peu utile pour les carnivores, parce que leur digestion est principalement stomacale, elle est nécessaire pour l'homme, car une bonne digestion ne peut avoir lieu qu'après la division régulière des aliments. Il importe donc que cette mastication soit lente et complète et que les aliments ingérés soient bien imprégnés de la salive, qui fait subir au bol alimentaire un commencement d'élaboration.

Les repas seront pris à des heures à peu près fixes, séparés les uns des autres par un intervalle de cinq à six heures, sauf chez quelques personnes dont la digestion très lente nécessite un intervalle plus prolongé. Le premier déjeuner est ordinairement insuffisant ; il est avantageux qu'il soit assez substantiel pour contribuer à la réparation des pertes subies pendant le sommeil. Le second déjeuner, qu'il est bon de faire précéder d'un exercice modéré, doit être le principal repas, tant à cause de l'activité plus grande des organes digestifs de la première moitié de la journée qu'à cause de l'action de la lumière et de l'exercice. Le dîner aura lieu entre 6 et 8 heures et sera séparé du coucher par un intervalle de trois ou quatre heures, au moment duquel une tasse de thé quelconque peut aider la digestion, qui aura été activée par une promenade ou un exercice, quand l'un ou l'autre sera possible.

Dans le cas où l'arthritique a besoin de remédier au ralentissement de sa nutrition, surtout s'il est obligé de déployer beaucoup d'efforts musculaires ou si ses dépenses journalières sont considérables, on comprend que la nourriture doive être plus réparatrice, mais ce n'est ni sur l'habitude, ni sur l'usage, ni sur les invitations qu'il doit se régler. Il n'oubliera pas que l'on mange généralement trop et qu'on n'a besoin que d'une nourriture inférieure à celle que l'on consomme. On fait trop souvent abus de la nourriture et d'une nourriture raffinée, dont l'excès et le mauvais choix des aliments ont une influence énorme dans la production de l'arthritisme. Il se rappellera que les recettes ne doivent pas dépasser les dépenses et qu'en quittant la table il ne doit pas être rassasié. Un bon critérium est le suivant : Après les repas, il ne faut pas sentir son estomac.....

§ 4. — EXERCICES PHYSIQUES

Sans avoir la moindre intention de déprécier la valeur du régime alimentaire chez tout arthritique, il est indispensable pour lui qu'il ait recours chaque jour à des exercices physiques, la vie sédentaire étant l'une des causes déterminantes des manifestations de la diathèse. S'il en existe déjà, ces exercices contribueront à les amender ; s'il n'en existe pas, ils les préviendront ou en atténueront le développement.

C'est une recommandation qu'on n'a jamais manqué de faire valoir dans le cas particulier d'arthritisme, et même pour la conservation de la santé en général, comme le démontrent maintes publications scientifiques de tous les temps et le simple bon sens, ainsi que l'atteste, par exemple, le basilic de Zadig dans le conte de Voltaire.

Il y a déjà longtemps qu'on ne se contente plus de recommander l'utilité des exercices physiques pour l'enfant et pour l'adolescent. Leur pratique régulière et méthodique n'est pas moins nécessaire à l'adulte et à l'homme mûr. Ce dernier, soit à l'état sain, soit en puissance d'arthritisme, n'a pas à craindre certains exercices de déperdition. Rechercher ceux qui brûlent notablement et activer les combustions vitales, telle doit être l'une de ses préoccupations, car trop souvent il a l'imprudence et l'habitude d'introduire dans l'organisme un excès de matériaux qui, non seulement ne sont pas utilisés, mais encore deviennent la cause d'affections variées, dont il est impuissant à arrêter le développement.

Il est de son devoir d'user, mais de ne pas abuser de ces exercices physiques, quand il a dépassé l'âge moyen de la vie, et cela est surtout indiqué pour l'adulte diathésique, pour lequel il est nécessaire d'en faire un choix judicieux, car tous les genres d'exercice ne lui conviennent pas. Si « l'exercice est, chez l'homme en santé, le régulateur des combustions organiques (Lagrange) », il doit être, chez l'homme malade, tel qu'il ait pour effet de remédier à l'insuffisance de ces combustions et par suite à l'intoxication qui en résulte, sans forcer aucun des organes, sans en arriver aux violents efforts, ou même aux simples efforts répétés, que ses vaisseaux ne pourraient supporter sans rupture.

Parmi ces exercices, il n'en est pas de meilleur que

la promenade à pied, quand elle est graduellement et progressivement réglée. Elle permet à toutes les fonctions organiques de reprendre leur cours normal interrompu, ou du moins ralenti par le repos prolongé, et de les soustraire à la stupeur qui les a envahis. La marche agit non seulement sur la respiration, la circulation et la digestion, mais encore sur les sécrétions et les excrétions : elle est un excitant des plus recommandables, car elle répond à ce précepte que, dans l'âge mûr et à plus forte raison dans la vieillesse, on doit éviter tout exercice de vitesse et d'efforts produisant l'essoufflement, qui est souvent l'un des premiers signes révélant un commencement de dégénérescence artérielle, et arrivant à la fatigue et à la courbature, en deçà desquelles il vaut mieux toujours rester.

Il est, je le sais, certains sujets qui, même après quarante ans, peuvent continuer à se livrer à des exercices de vitesse et de force. Ce sont ceux dont la circulation est régulière et dont l'intégrité des artères est, pour ainsi dire, absolue. Mais ce sont là des faits exceptionnels, et il serait imprudent d'affirmer qu'il n'en résultera pas, un jour, une affection du cœur ou une lésion des artères. Ne sait-on pas que les coureurs de profession sont obligés, vers la trentième année, d'abandonner ce véritable surmenage, que les chevaux de course sont de bonne heure retirés des hippodromes, que beaucoup de chiens de chasse succombent à une maladie cardiaque ?

En réalité, l'homme mûr entaché d'arthritisme a grand intérêt à choisir l'exercice qui lui convient le mieux, et la marche est l'un de ces exercices ; mais, pour qu'il puisse en retirer de réels bénéfices, il est nécessaire qu'elle ne se borne pas à de trop courtes promenades ; de même qu'elle ne doit pas consister en de simples et courtes courses sur une route plane, de même elle ne doit pas être employée à gravir des sentiers escarpés et des sommets à pic, ce qui ne pourrait avoir lieu qu'en faisant des efforts. Que le fait se présente une fois par hasard, l'inconvénient n'en sera que minime, mais que cela ne devienne pas une habitude de chaque jour.

Chaque jour, au contraire, il s'astreindra à combiner ses occupations et ses obligations sociales de telle façon que la marche, qui n'est pas un exercice complet, se prolonge pendant plusieurs heures et qu'il arrive ainsi, en une ou deux fois, à faire un minimum de six à huit kilomètres. Bien que les muscles des membres supérieurs, de la poitrine et de l'abdomen n'entrent que peu en action et que toute la charpente osseuse soit peu mobilisée, la marche n'en est pas moins un excellent exercice de douceur, que l'on peut doser suivant les circonstances et qui est d'une très précieuse ressource comme moyen hygiénique. Quant à la *course* et au *saut,* ce sont des exercices de jeunesse qui ne conviennent pas à l'âge mûr.

Il est des circonstances dans lesquelles il n'est pas possible de se livrer à des marches, particulièrement chez les hémorroïdaires ; on y remédie par des moyens qui seront ultérieurement indiqués. En dehors de ces cas, l'arthritique doit éviter l'immobilité complète, qui est d'ailleurs rare ; mais l'immobilité partielle relative, qui est celle de beaucoup de personnes devant obéir à des occupations sédentaires, forçant à être debout ou assis dans l'attitude penchée ou accoudée n'est pas moins funeste, car, à cause de l'absence de mouvements, on perd la souplesse de ses reins, de ses membres, de ses articulations, et il en résulte des troubles dans les fonctions de la digestion, de la respiration et de la circulation.

Parmi les exercices de sport, qui offrent de nombreux avantages chez l'homme jeune et qui « rétablissent l'équilibre dans la nutrition ralentie », prend place l'*escrime,* car, outre le travail intellectuel qu'elle impose, elle réclame un certain travail musculaire. Elle est donc un des moyens préservatifs des maladies dues au ralentissement des combustions vitales. L'arthritique pourra s'y livrer, surtout s'il en a l'habitude d'ancienne date ; seulement il ne devra en user que modérément, car l'escrime exige un travail du poumon et du cœur, que l'homme âgé, en particulier, ne doit pas surmener.

La *lutte* et la *boxe* sont deux formes d'escrime naturelle qui ne sont pas à recommander, sauf à l'adolescent et aux hommes jeunes.

L'*aviron,* au contraire, s'adapte à toutes les indications de l'âge et représente un exercice modéré. Son principal effet est de développer la masse musculaire. dont tous les segments travaillent et dont il faut activer la consommation d'oxygène pour brûler les déchets de la nutrition. Par la mise en jeu des muscles de l'abdomen, qui sont les agents des mouvements de flexion du tronc, l'aviron a une action manifeste sur la digestion ; de plus, il agit sur les mouvements de la respiration et sur la circulation dans des proportions telles, qu'il est facile d'en régler les effets à sa guise. Il peut donc être conseillé aux ralentis de la nutrition.

On peut en dire autant de la *bicyclette,* dont profitent les muscles du membre inférieur, et qui, en rendant plus active la respiration, a une influence non douteuse sur les fonctions de la nutrition. L'hémorroïdaire la choisira avec selle creusée en gouttière, telle la selle *Christy,* sans bec, ou la selle plus dure *Omnia.* Semblables avantages ont été attribués au *tricycle,* mais il présente un certain nombre d'inconvénients, parmi lesquels la nécessité de l'effort en rend la pratique moins recommandable.

L'*équitation* est un autre exercice semi-actif, semi-passif, qui, sous forme de promenades, n'est pas à rejeter, quand elle n'est pas trop prolongée, car, dans ce cas, elle provoque de la fatigue, elle congestionne les organes du petit bassin et elle relâche les muscles de l'abdomen, ce qui ne peut que favoriser le développement des hémorroïdes.

Reste comme exercice dont peuvent tirer profit l'arthritique et le préarthritique, la *gymnastique,* dont je ne dirai que quelques mots, quoi qu'elle ne soit pas à négliger dans la circonstance. Il en existe deux principaux systèmes : la gymnatique française et la gymnastique suédoise. Bien qu'elles puissent se compléter l'une et l'autre, ce qu'il y aurait parfois intérêt à rechercher quand il n'y a pas de contre-indications, l'une, la *gymnastique française,* s'adresse surtout aux jeunes gens et aux adolescents ; elle est plutôt une gymnastique de force et, pour cette raison, me paraît peu indiquée chez la plupart des sujets en puissance d'arthritisme. Au contraire, la *gymnastique suédoise* est applicable à petite dose, s'il est nécessaire. En tout cas, c'est un exercice qu'il est facile de doser et de localiser, sans arriver à le rendre violent, et qui s'adapte très aisément aux exigences de l'âge et du tempérament.

Comme corollaire de ces deux systèmes, on peut citer *la gymnastique de chambre* qui, à la rigueur, peut, sinon remplacer la gymnastique suédoise, tout au moins la suppléer, quand cette dernière est inapplicable. Haltères et appareils divers en sont les principaux engins, destinés à augmenter l'effort musculaire et à permettre d'obtenir un complément d'exercice, lorsqu'il s'agit, par exemple, de n'agir que sur un groupe de muscles (membre supérieur ou membre inférieur, cage thoracique, abdomen). On ne devra donc pas s'en tenir à un seul exercice, mais s'adresser à leur ensemble, en les mettant en pratique judicieusement, selon la nécessité. En tout cas, cette gymnastique ne donnera des résultats vraiment hygiéniques que si l'on obtient la mobilisation des muscles du dos, du thorax et de l'abdomen, en l'intensifiant à des degrés divers suivant les cas.

§ 5. — CURE THERMALE

On a ordinairement l'habitude de ne prescrire les cures thermales que le jour où l'on a à combattre une manifestation morbide. C'est ce qui a lieu en particulier pour les affections qui relèvent de la diathèse arthritique. Les eaux minérales sont, dans ce cas, un adjuvant des médications pharmaceutiques. Leur utilité n'est certainement pas contestable, mais elle ne l'est pas moins, si on les emploie comme moyen préservatif. Aussi doivent-elles rentrer dans le cadre des préceptes hygiéniques que l'arthritique et le préarthritique doivent observer. Quand on est d'origine arthritique et quand déjà se sont déclarées quelques manifestations de la diathèse, si minimes soient-elles, il est de bonne précaution, tant pour prévenir que pour atténuer les futures atteintes de la diathèse, de se soumettre de temps à autre à une cure thermale.

Que devra amoindrir et combattre cette cure ? L'hyperacidité des humeurs engendrée et entretenue par les acides les plus divers, l'uricémie qui est fréquente et l'insuffisance d'élimination des toxines. C'est donc aux eaux alcalines qu'il faut faire appel ; mais comme souvent il existe en même temps un ralentissement de la nutrition, la cure hydro-minérale aura pour mission d'agir comme excitant du processus nutritif et comme tonique, d'où la nécessité de choisir une station thermale qui réponde à ces deux indications. Telles sont les *eaux bicarbonatées sodiques et chlorurées,* appartenant au groupe des bicarbonatées dites moyennes, qui contiennent, outre de la lithine, un élément tonique, comme le fer et l'arsenic. Elles possèdent non seulement une action physiologique, mais encore une action physiologico-pathologique manifeste. C'est ce que l'on constate avec l'emploi des eaux de Royat, d'Ems, de Saint-Nectaire, de

La Roche-Posay, pour ne citer que celles qui sont les plus opportunes dans la cure des différentes manifestations arthritiques. Toutefois, il n'est que juste de mentionner les stations thermales suivantes, dont les eaux s'adressent à l'élément constitutionnel concomitant d'un certain nombre d'arthritiques :

A la période prodromique : Bourbon-Lancy, Moutiers, Aulus.

Pour les arthritiques sanguins avec gravelle : Vichy.

Pour les arthritiques avec gravelle urique ou phosphatique : Carlsbad, Vittel, Contrexéville.

Pour les arthritiques avec catarrhe pulmonaire : Le Mont-Dore.

Pour les arthritiques herpétiques et scrofuleux : La Bourboule.

Pour les arthritiques névropathes : Néris, Luxeuil.

Pour les arthritiques rhumatisants, cutanés : Royat, Aulus, Bagnères-de-Bigorre.

Il n'est pas inutile de rappeler que l'usage de ces eaux minérales est contre-indiqué chez les arthritiques atteints d'affections organiques du cœur et des gros vaisseaux.

CHAPITRE II

CONSIDÉRATIONS GÉNÉRALES SUR L'HYGIÈNE DES HÉMORROIDAIRES

Les préceptes que je viens d'exposer comme règles de conduite des sujets en puissance d'arthritisme s'appliquent à toutes les variétés et à toutes les manifestations de la diathèse. Les hémorroïdaires en sont donc tributaires, mais, suivant qu'il s'agit d'un goutteux, d'un obèse, d'un hépatique, etc., certains de ces préceptes doivent subir des modifications dans leur application selon la nature de la forme morbide qui domine, aussi bien pour ce qui concerne le régime alimentaire que pour ce qui a rapport aux exercices et à l'hydrothérapie.

C'est ce que j'aurai soin de faire ressortir dans les chapitres consacrés aux différentes catégories d'arthritiques hémorroïdaires. En outre, en plus de ces considérations qui s'adressent à l'hygiène générale, il est certaines règles n'intéressant que l'hygiène locale qu'il importe cependant de ne pas négliger, et cela d'autant plus qu'elles rentrent dans les prescriptions du traitement préventif. Je ne crois pas inopportun de les rappeler tout d'abord, pour cette raison que tout hémorroïdaire, quel qu'il soit, aurait à se repentir de les perdre de vue.

Parmi les soins hygiéniques locaux, il y a grand intérêt à faire chaque jour *une toilette soigneuse de la région anale*. Pour répondre à cette indication et, par suite, pour annihiler l'irritation que déterminent parfois le passage du bol fécal et les frottements de papiers trop peu souples, des ablutions locales doivent être pratiquées, matin et soir, très régulièrement et très doucement avec un tampon de coton stérilisé, imbibé d'eau bouillie froide ou tiédie. Utiles en tous temps, ces ablutions le deviennent encore davantage quand il existe de la diarrhée ou de la rectite avec écoulement mucoïde prurigineux. C'est dans ce dernier cas que de petits lavements froids boriqués sont particulièrement indiqués et doivent être renouvelés quotidiennement.

En général, ces ablutions et ces injections rectales sont suffisantes pour éteindre les démangeaisons dont le contour anal devient assez souvent le siège. Lorsqu'elles persistent malgré l'emploi de ces moyens, l'application permanente pendant quelques jours d'un tampon de coton hydrophile imbibé d'une solution boriquée amène promptement leur disparition, en empêchant, d'une part, tout frottement des tissus les uns contre les autres, et en agissant, d'autre part, favorablement sur les points irrités ou excoriés.

Pour éviter cette irritation et l'excoriation à la surface des bourrelets hémorroïdaux, souvent produite par le passage, à travers la filière ano-rectale, d'un bol fécal durci et rugueux, il est indispensable qu'une garde-robe molle ait lieu chaque jour, que par conséquent il n'y ait pas de constipation. A un autre point de vue encore, il est nécessaire qu'elle ne se produise pas, et la vieille formule : *Qui bene purgat bene sanat,* serait presque de mise pour les hémorroïdaires, si elle n'était pas empreinte d'une certaine exagération. Mais, si elle ne doit pas être prise à la lettre, elle n'en contient pas moins une part de vérité, qu'on aurait tort de méconnaître. L'hémorroïdaire ne doit jamais être constipé, car chez lui la constipation cause et augmente la stase veineuse, qui est un élément de développement de la phlébectasie rectale.

Pour la prévenir, l'hémorroïdaire aura soin (et cela s'adresse spécialement aux femmes des villes, qui ont la déplorable habitude de ne pas observer cette règle) de se présenter chaque jour à la garde-robe à heure fixe et en n'y restant que le moins longtemps possible, soit après l'un ou l'autre des repas, soit mieux le matin ou le soir, le repos de la nuit étant une condition favorable à la réduction spontanée des tumeurs procidentes et les soins de la toilette étant plus commodément exécutés à ces heures de la journée.

Dans les cas où ces précautions seraient insuffisantes, malgré l'emploi journalier de miel, figues sèches, pruneaux, beurre et pain d'épices au premier déjeuner et l'usage des végétaux et salades cuites, etc., etc., on aurait recours aux lavements émollients, aux lavements d'huile d'olive, aux laxatifs et aux purgatifs doux, qui rendent les selles liquides et en facilitent l'expulsion. Les différentes préparations à base de magnésie, la rhubarbe, le tamar indien, les thés laxatifs, les préparations d'agar-agar, etc..., sont les agents à préférer. Si l'on se comporte de cette façon et si l'on contraint ainsi l'intestin à fonctionner tous les jours, il n'est nul besoin de faire des efforts de défécation pour obtenir un résultat satisfaisant, ce à quoi contribuera encore le choix d'un régime qui doit réaliser certaines conditions.

D'une manière générale, la vie doit être exempte de toute intempérance et de tout excès. Une nourriture frugale, composée de viandes légères en quantité modérée, de poissons frais, de légumes bien cuits et de fruits mûrs, constituera l'alimentation ordinaire. On s'interdira les repas trop copieux, les mets irritants et épicés, les viandes faisandées, les liqueurs fortement alcooliques, les vins généreux, les infusions concentrées de thé et de café. « L'observation de chaque jour, rappelle le Dr Hannequin (1), nous apprend que le plus souvent c'est après un repas ou plutôt une série de repas copieux, succulents, plantureux, où l'on a fait largement usage et même abus de viandes variées, d'aliments de haut goût et de vins généreux, qu'éclatent les manifestations paroxystiques de la diathèse : accès de goutte, de rhumatisme, poussées d'hémorroïdes, etc... »

Il sera strictement recommandé de ne pas faire d'excès de coït et de s'interdire les fatigues corporelles exagérées, telles que les longues courses à cheval ou à bicyclette, les exercices et les jeux violents, qui sont des causes de congestion du foie et

1. — Dr Hannequin : *Hygiène des Maladies des veines.* Broch., Paris, 1902.

d'augmentation de la tension des veines portes et des veines hémorroïdales. Toutefois, on ne tombera pas dans l'excès contraire, la vie trop sédentaire ayant la même action pathogénique sur la production de la maladie hémorroïdaire.

Chaque jour, une friction sèche sur tout le corps et la pratique des bains tièdes et de l'hydrothérapie auront une influence salutaire pour régulariser la circulation et pour rendre plus réparateur le repos de la nuit.

Il est nécessaire que les matelas sur lesquels on prend ce repos n'offrent pas trop de mollesse et n'entretiennent trop de chaleur. On préférera donc à tout autre matelas le matelas de crin reposant sur un sommier élastique bien conditionné. Dans ces conditions, le coucher ne dépassera pas un certain nombre d'heures raisonnable (7 à 9 heures, par exemple), et l'on aura la précaution de dormir le moins possible dans le décubitus dorsal. Pendant la journée, on évitera de se servir de sièges moelleux, en apparence confortables. Les chaises de paille, les chaises cannées, les fauteuils de cuir ou des sièges élastiques légèrement convexes, pas trop durs, sont à choisir.

Si l'hémorroïdaire est forcé de garder le repos et s'il se trouve dans l'impossibilité de faire des promenades à pied ou dans une voiture à douce suspension, il fera en sorte de ne pas rester entièrement immobile, mais de changer de position, en se mettant tantôt d'un côté, tantôt de l'autre, et s'il n'est pas confiné au lit, de marcher dans son appartement ou dans sa chambre. Le défaut absolu de mouvement est très préjudiciable aux hémorroïdaires, car il est la cause du ralentissement de toutes les fonctions organiques, ce qui favorise la stase du sang veineux et par conséquent ne peut qu'accentuer la maladie hémorroïdaire, en progrès chaque jour avec le nombre des années.

C'est ce que l'on observe assez souvent chez les personnes que les conditions sociales forcent à rester dans la station debout ou dans la station assise toute la journée, ainsi que chez celles qui se consacrent aux études littéraires et scientifiques et s'y livrent avec excès. Chez ces dernières, les effets des travaux intellectuels sont d'autant plus funestes que l'activité des fonctions organiques est en rapport inverse avec celles du cerveau, toutes les fois qu'il y a prédominance répétée ou continue de l'action des facultés intellectuelles. Il en résulte un amoindrissement de la nutrition dans toutes les autres parties du corps, les facultés cérébrales accaparant toute l'activité de l'être à leur détriment. Que l'hémorroïdaire se souvienne donc qu'il est de toute importance pour lui de ne pas s'adonner sans mesure aux travaux de l'esprit et de mettre un frein à la vivacité de ses passions.

Ces préliminaires exposés, j'envisagerai maintenant l'hygiène propre à chaque catégorie d'arthritiques hémorroïdaires, que l'on peut diviser en dix catégories principales, tout en faisant remarquer que cette division n'a pas toujours un caractère de personnalité distincte, car il n'est pas rare que plusieurs des formes de l'arthritisme coïncident entre elles :

DIVISION DES ARTHRITIQUES HÉMORRHOÏDAIRES

1° Le goutteux et le rhumatisant chronique hémorroïdaires.
2° Le dyspeptique hémorroïdaire.
3° L'hépatique hémorroïdaire.
4° Le diabétique hémorroïdaire.
5° L'obèse hémorroïdaire.
6° Le cardiaque hémorroïdaire.
7° L'albuminurique hémorroïdaire.
8° L'asthmatique et l'emphysémateux hémorroïdaires.
9° L'urinaire hémorroïdaire.
10° Le neurasthénique hémorroïdaire.

L'exposé hygiénique de ces formes de l'arthritisme ne comprendra, pour chacune d'elles, que l'*indication de ce qui doit être déconseillé et évité,* le reste du régime général étant le même que celui de l'arthritique, dont la description a été faite en premières pages.

CHAPITRE III

HYGIÈNE DU GOUTTEUX ET DU RHUMATISANT CHRONIQUE HÉMORROIDAIRES

§ 1. — REMARQUES PARTICULIÈRES

Les hémorroïdes étant une des manifestations souvent précoces de l'arthritisme, il n'est pas rare de les observer non seulement chez les goutteux et les rhumatisants, mais encore chez les candidats à ces maladies. Et, pour ces derniers, cette prédisposition est d'autant plus menaçante qu'elle existe depuis plusieurs générations. Aussi, quoique l'expression ne doive pas être acceptée sans réserves, a-t-on pu dire : la maladie hémorroïdaire est héréditaire. Il s'ensuit cependant que les descendants de parents goutteux et rhumatisants devront chercher à se préserver des causes occasionnelles qui provoquent la maladie et que, s'ils veulent échapper à ses atteintes et à ses funestes conséquences, goutteux et candidats à la goutte auront tout intérêt à se conformer à des règles hygiéniques assez sévères.

Ces règles ou ces préceptes généraux ont pour but de s'opposer à tout ce qui favorise l'apparition de la goutte ou de lutter contre ses manifestations, dès qu'elles sont apparues, pour les atténuer ou en prévenir le retour. Ces données générales comprennent les indications suivantes :

1° Equilibrer les recettes et les dépenses nutritives; Ne pas prendre une alimentation trop azotée et n'user que modérément des aliments qui contiennent des acides ou en déterminent la formation et l'absorption ;

2° Se soumettre, autant que possible, aux exercices musculaires, d'une façon régulière et suffisante ;

3° Ne pas exagérer et même restreindre le travail du cerveau et s'abstenir de tout ce qui peut provoquer l'excitabilité nerveuse.

Ces quelques préceptes, se rapportant à une prophylaxie efficace et visant par conséquent les candidats à la goutte, le professeur Bouchard a émis, à propos des enfants, les préceptes suivants, qui sont également applicables aux adultes : « Vous exigerez, dit-il, que dès le plus jeune âge l'enfant vive surtout au grand air; vous veillerez à la pratique régulière des soins de la peau, des bains, des lotions froides, des frictions. Vous modérerez cette habitude si funeste et si répandue de donner à l'enfant de la viande en excès. Vous obtiendrez que l'éducation ne soit pas faite dans un climat humide et que, pendant la mauvaise saison au moins, on aille chercher, sinon un climat doux, du moins un air sec et un ciel serein. Dans la période de l'enfance consacrée à l'instruction, vous conseillerez de ne pas abuser de la longue contention d'esprit, de ne pas forcer les exercices intellectuels et de donner une plus longue part à l'activité physique. Vous signalerez donc les inconvénients graves de la vie de collège, telle qu'elle est généralement pratiquée chez nous. C'est par la répétition quotidienne des conditions défavorables que s'engendrent à la longue les troubles nutritifs permanents, que s'établissent les habitudes vicieuses de la nutrition. C'est ainsi, par la surveillance de chaque jour, par la lutte quotidienne, que vous arriverez à corriger ces habitudes et à rendre aux mutations nutritives leur activité normale. »

§ 2. — RÉGIME ALIMENTAIRE

Il est une loi des mieux assises de la biologie qui doit servir de base à l'alimentation normale et à plus forte raison à l'alimentation dans les maladies de la nutrition, dont la goutte fait partie. C'est *la loi de la ration d'entretien,* qui formule la quantité d'aliments nécessaires pour se maintenir en équilibre et la proportion relative de chaque variété d'aliments (matières albuminoïdes, graisses et hydrates de carbone). Si elle a à subir des modifications suivant les individus, elle commande à chacun l'usage de ces aliments, sans tomber, d'une part, dans un excès d'aliments azotés et d'aliments gras ou sucrés, et, d'autre part, dans une alimentation insuffisante; car, sans alimentation, pas de chaleur, pas de force. Il faut que la ration d'entretien soit suffisante et réponde à la faculté d'assimilation personnelle.

Une dose modérée de viande, des légumes frais qui aident à l'évacuation des garde-robes et rendent plus facile l'alimentation des matériaux azotés sous la forme d'acide hippurique, plus soluble que l'acide urique, et des fruits en notable quantité, conviennent le mieux au goutteux hémorroïdaire... *C'est le régime mixte.*

Sans être absolument indispensable à la vie, *la viande est utile* ; elle produit une énergie, une tension des forces, qui permet de faire un plus grand effort que si l'on n'en mange pas. L'important est de ne pas en abuser, et le goutteux ou le rhumatisant hémorroïdaire doit être plus réservé dans son usage que l'homme sain. S'il est habitué à en prendre une notable quantité, la prudence lui commandera de s'astreindre, non pas brusquement, mais graduellement, surtout s'il est âgé, à en diminuer la dose quotidienne, ce qui lui permettra de persévérer dans une sobriété raisonnable.

Toutes les viandes noires, ainsi que *le gibier à poil* et *à plumes,* et *la charcuterie,* seront laissées de côté, car ces aliments sont riches en albuminoïdes et plus excitants. On n'y goûtera donc qu'exceptionnellement, et encore d'une façon modérée. Les viandes permises seront préparées bouillies, étuvées, grillées, rôties, sans les accessoires de la cuisine dite savante.

La *viande de poisson* est le plus souvent préjudiciable, à moins que sa fraîcheur n'ait pas été compromise par un long transport. Les poissons de mer, principalement, sont la cause d'intoxications et, parmi eux, les poissons gras sont les plus dangereux ; le mieux est donc de s'en priver, ainsi que des crustacés et des mollusques.

S'il ne faut pas proscrire l'emploi *des œufs* et *du*

lait, leur utilisation doit être réglée, les premiers pris en abondance provoquant la constipation, que l'hémorroïdaire doit toujours redouter, et le lait ne devant pas constituer un régime exclusif, comme cela a été à tort conseillé. Ce régime est un régime d'inanition relative ; il est insuffisant, même à la dose de trois ou quatre litres par jour, s'il est longtemps prolongé, pour entretenir les forces. Donné en remplacement d'une certaine quantité d'aliments ordinaires et par courtes périodes de quelques jours, le lait agit, au contraire, très favorablement sur l'économie, en accroissant la sécrétion urinaire et en donnant lieu à un lavage de l'organisme.

La même proscription s'applique au *régime végétarien exclusif* et *même au régime végétarien mitigé* avec admission des œufs, du lait et du beurre, car, si les végétaux ont l'avantage de combattre la tendance à la constipation par la quantité de déchets inutilisables qu'ils donnent, d'agir à la façon d'une eau alcaline, ils ont l'inconvénient, quand ils sont ingérés en excès, de donner facilement naissance à des acides par leurs fermentations dans le tube digestif ; ils amènent rapidement la satiété et, en réalité, sont fort peu nutritifs. On n'en fera donc qu'un usage modéré. Toutefois cet usage, ajouté à celui des aliments carnés et des graisses (ces trois ordres de substances étant solidaires dans la ration d'entretien), est d'une incontestable utilité.

D'après quelques auteurs, la *pomme de terre* serait très recommandable à cause de sa teneur en nitrate de potasse, qui se transformerait en bicarbonate de potasse. Elle est, en effet, plus riche en hydrate de carbone que les légumes verts, mais elle l'est moins que les graisses amylacées ou farineuses ; en un mot, elle tient une place intermédiaire et peut être conseillée à juste titre.

Les *farineux* et, en particulier, les haricots secs et les lentilles, ne participeront que rarement aux repas, dont ne sera pas exclu, mais en petite quantité, le *pain*.

Pour les *graisses*, on aurait tort d'en ingérer en excès, car elles possèdent un pouvoir nutritif deux fois plus élevé que les hydrates de carbone. D'ailleurs, si elles amènent plus rapidement la satiété, il n'est pas rare qu'elles soient assez vite prises en dégoût et que leur digestion devienne fort pénible.

Si l'on doit bannir tous *les mets épicés*, toutes *les épices*, qui excitent le foie et favorisent le développement de la dyspepsie et souvent des hémorroïdes, on peut être moins sévère pour l'interdiction des *fromages*, qui ne doit viser que les fromages fermentés.

Parmi les *légumes*, il y a des réserves à faire et même une proscription pour l'oseille, les épinards, les asperges, la rhubarbe, les tomates et, parmi *les fruits*, pour ceux qui sont fortement sucrés ou acides. Cependant, quelques auteurs font d'assez nombreuses exceptions en faveur des pêches, des prunes, du raisin, des oranges, et ils n'interdisent que les groseilles, les fraises, les framboises, les pommes et les poires. Comme il n'est pas prouvé que les fruits sucrés et peu acides, pris en quantité raisonnable, soient nuisibles, on est autorisé à permettre les fruits mûrs, en recommandant de n'en pas faire un abus.

Pour *les boissons,* la même question de quantité et de qualité se présente. S'il est utile d'augmenter la diurèse, pour accroître la dépuration urinaire, en ingérant une certaine quantité d'eau, il est inutile d'en boire beaucoup, une grande quantité n'ayant pas plus d'action sur l'élimination de l'acide urique qu'une quantité moyenne. D'après Duchworth, un demi-litre d'eau chaude après les repas agirait très efficacement. Comme boissons adjuvantes, on a conseillé les eaux minérales alcalines, les vins légers et les vins blancs, dont il serait cependant préférable de supprimer l'usage. Comme boissons nuisibles, mentionnons le champagne, les bières fortes, le bourgogne, les vins à bouquet, les vins liquoreux, le cidre, le poiré, les liqueurs et les apéritifs. Le thé et le café ne seront usités que très modérément.

§ 3. — EXERCICES PHYSIQUES

Parmi les moyens qui augmentent les combustions et les dépenses de l'organisme sont compris les exercices musculaires. Ils sont donc utiles et même nécessaires aux candidats à la goutte et aux goutteux hémorroïdaires, à la condition qu'ils ne soient pas excessifs et qu'ils n'aillent pas jusqu'à la fatigue exagérée et jusqu'au surmenage. L'exercice devra être proportionné à l'état des forces. En outre, on ne s'y entraînera que progressivement et méthodiquement, et il est important de régler simultanément les exercices et le régime alimentaire.

On conçoit, en effet, que l'escrime, la gymnastique, les courses en plein air, à la campagne, à la montagne, puissent augmenter l'appétit chez ceux qui ont des habitudes sédentaires et que cet appétit persiste même après la période d'exercice : N'est-ce pas ce qui a lieu même à l'état de santé ? Il faut savoir résister à ce besoin et modérer son alimentation, car, en la rendant plus substantielle et en mangeant davantage, on marcherait contre le but que l'on se propose d'atteindre, c'est-à-dire la diminution de production d'acide urique.

En première ligne des exercices à recommander se place *la marche* au grand air, qu'il est aisé de régler et dans laquelle tous les muscles entrent modérément en action. Pour certains goutteux, elle est seule pratique ; pour d'autres et pour les prédisposés à la goutte, *la bicyclette, l'escrime* et *la gymnastique suédoise* sont à recommander. Toutefois, ils doivent s'astreindre à n'en pas faire avec excès. La gymnastique suédoise a cet avantage de pouvoir être graduée, grâce aux appareils dont on se sert, et de mettre en action tous les groupes musculaires. On peut l'associer aux massages et aux frictions, qui activent la circulation périphérique et sont des excitants des fonctions cutanées.

§ 4. — HYDROTHÉRAPIE

Pour activer et entretenir les fonctions de la peau, on ne négligera pas la pratique des *Bains* et de l'*Hydrothérapie*. Les *bains chauds* sont d'une utilité incontestable, mais ils seront de courte durée et pas trop souvent répétés, car de trop abondantes sudations ont pour effet de débiliter. Même remarque est à faire pour les *bains salés,* les *bains de vapeur,* les *bains d'air chaud sec* et les *bains térébenthinés,* dont l'action est plus stimulante. Aussi ces derniers moyens, qui augmenteraient l'urée sans accroître la proportion d'acide urique, ne doivent-ils être employés qu'avec beaucoup de prudence. (Bouchard.)

Quant aux *bains froids,* aux *bains de mer* et aux *bains sulfureux,* si on peut les tolérer chez les sujets jeunes et forts, ils doivent être proscrits pour les goutteux avérés, un refroidissement, l'ennemi de ces malades, étant facilement contracté et ces bains ayant la propriété d'augmenter les échanges organiques en accroissant l'urée et l'acide urique.

Les *douches chaudes* et les *douches écossaises* sont en général favorables aux goutteux et aux candidats à la goutte, mais les uns et les autres doivent s'abstenir de prendre des *douches froides,* surtout s'il existe chez eux une lésion du cœur ou des reins.

A côté de ces pratiques d'ordre hygiénique, rappelons que, non seulement pendant le cours de ces pratiques, mais encore en tout temps, il est indispensable de se garantir du *froid,* et particulièrement du *froid humide,* ainsi que des vents du nord et du nord-est, de ne pas habiter, si faire se peut, une région dont le climat est humide, de ne se vêtir ni avec excès, ni trop légèrement, et de prendre des précautions contre les brusques variations de la température en portant des vêtements de laine et de flanelle.

De plus, comme toutes les causes débilitantes du

système nerveux sont des agents provocateurs de la goutte et des troubles de la circulation, il est de grande importance d'éviter *tout surmenage intellectuel.* Le cerveau, qui travaille outre mesure, sans rémission, est aussi l'un de ces agents, son activité exagérée ayant pour résultat d'annihiler en partie l'activité des autres fonctions organiques. C'est, d'ailleurs, ce que l'on peut dire également de toutes les excitations répétées du système nerveux, des veilles prolongées, de toutes les émotions, des excès vénériens, des abus des jeux, en un mot du nervosisme, dont le rôle, dans la genèse de la goutte, n'est pas contestable.

§ 5. — CURE THERMALE

Comme il est avéré que les *Eaux minérales* sont des agents importants de l'hygiène thérapeutique, et comme, dans ces cures faites aux stations, il n'est que juste de revendiquer une bonne part des résultats pour le milieu purement hygiénique, l'utilisation de ces eaux se trouve ainsi justifiée comme agents prophylactiques.

Si, pour la goutte, le rôle de ces eaux n'est pas très efficace, si, hormis pour la goutte compliquée, elles sont contre-indiquées en tant que cure thermale, certaines d'entre elles (Vichy, Carlsbad, Contréxeville), trouvent cependant leur application en boisson dans la goutte à accès aigu et dans la goutte non compliquée.

Dans la goutte compliquée et comme moyen prophylactique chez les arthritiques il y a lieu, suivant les cas, de recourir à quelques-unes de ces eaux, dont le choix variera suivant la nature de la complication et dont l'efficacité sera d'autant plus accentuée que le complexus morbide est plus atténué. La principale préoccupation dans l'emploi de ces eaux sera d'éviter les cures énergiques et les eaux fortement minéralisées.

Nombreuses sont les eaux préconisées dans ces circonstances. Je n'ai pas, dans cette monographie, à les passer toutes en revue ; quelques indications seules peuvent être émises à propos de celles qui sont le plus employées. Parmi les *eaux alcalines* qui conviennent aux goutteux, je mentionnerai en premier lieu les *alcalines bicarbonatées sodiques,* dont Vichy et Vals tiennent les premières places, à côté de toute une série de stations dont la minéralisation est inférieure, si l'on considère comme trop forte la cure à Vichy et à Vals ; Pougues, en tant qu'eau bicarbonatée mixte, calcique et magnésienne, peut être regardée comme une succédanée.

Parmi les *eaux sulfatées sodiques alcalines*, Carlsbad est à leur tête, mais la cure à cette station ne convient qu'aux personnes jeunes et vigoureuses atteintes de troubles du foie et des voies digestives. Quant aux *eaux sulfatées sodiques* et *chlorurées,* on aura à choisir entre celles qui sont le plus réputées : Marienbad, Tarasp, les eaux froides des Vosges ou des Pyrénées, et, parmi les *eaux chlorurées alcalines,* Ems, Royat, Saint-Nectaire, Bagnoles-de-l'Orne, etc. A chacune d'elles sont attachées des indications que le médecin seul est à même de bien connaître et de bien déterminer.

CHAPITRE IV

HYGIÈNE DU DYSPEPTIQUE HÉMORROIDAIRE

§ 1er. — REMARQUES PARTICULIÈRES

Les malades qui présentent les accidents gastro-intestinaux enveloppés sous le terme général de dyspepsie sont tellement nombreux, à cause du surmenage qu'ils ont imposé toute leur vie à leur estomac, qu'il n'y a pas à être surpris que beaucoup d'entre eux soient porteurs d'hémorroïdes. Mais outre ce groupe de sujets nettement dyspeptiques, il en existe un second groupe, atteint de maladies aiguës ou chroniques : maladies du foie, des reins, du cœur, du poumon, etc..., qui ont un fâcheux retentissement sur les fonctions des voies digestives, en provoquant des troubles entièrement assimilables à ceux qui caractérisent la dyspepsie. Ce sont des dyspeptiques inconscients qui s'ajoutent aux premiers signalés.

L'hygiène du dyspeptique hémorroïdaire doit poursuivre un triple but : le premier *préservatif*, pour les sujets qui sont, par le fait de leur tempérament, menacés de le devenir, consistant à éloigner ou à détruire les causes éloignées ; le second *palliatif*, ayant pour objet les symptômes qui entretiennent ou aggravent la maladie; le troisième *curatif*, ayant pour but d'annihiler la cause prochaine de l'affection.

Pour obtenir ces résultats, il est certaines conditions générales auxquelles on doit se soumettre et un régime qu'il faut soigneusement et fidèlement suivre, régime qui peut être résumé en ces quelques lignes, que j'emprunte au Dr Brochin (1) : « Opposer la modération de l'alimentation à l'excès, le choix d'aliments d'une digestion facile en même temps que suffisamment alibile à l'usage d'aliments lourds, indigestes ou irritants, la variété des aliments à l'uniformité, la sobriété dans la quantité des boissons à l'abus si commun, une nourriture suffisante à une diète inopportune ou à l'insuffisance habituelle, et apporter à ces réformes et à ces substitutions les transitions et les ménagements que peuvent réclamer les habitudes et la susceptibilité acquise de l'estomac. Telle est l'indication générale de ce qui concerne le régime alimentaire, auquel doit s'ajouter la suppression de tous les excès, de toutes les causes de dépenses, de déperdition des forces organiques, telles que l'abus des plaisirs sexuels, la masturbation, les exercices violents trop prolongés, les fatigues excessives qu'entraînent certaines professions, l'abus du tabac à fumer, enfin cette autre influence en sens inverse : l'insuffisance de la dépense, l'inertie corporelle qu'entraîne une vie trop sédentaire, surtout lorsqu'elle vient à succéder brusquement aux habitudes d'une vie active. »

1. — Dr Brochin : Article Dyspepsie (*In Dre encycl. des Sc. méd.*, t. XXXI, 1re série, p. 214, Paris, 1885)

Il n'est pas inutile d'ajouter que l'un des moyens, et non des moindres, d'enrayer le développement ou même de prévenir l'hypocondrie, qui est trop souvent le lot des dyspeptiques hémorroïdaires, est de suppléer à leur inaction intellectuelle, fréquemment entretenue par des influences morales tristes et déprimantes, par des distractions variées et par des occupations susceptibles de les intéresser. Ce sont là des expédients utiles et louables, que le médecin doit faire valoir avec adresse et mettre en œuvre en les variant conformément à la mentalité des malades.

A ces indications générales doivent s'ajouter, quelle que soit la variété de dyspepsie qui est en cause, quelques règles de conduite d'importance majeure, pour que le régime alimentaire soit suivi de succès. Tout malade apportera le plus grand soin à bien diviser, bien mâcher et insaliver les aliments avant de les avaler. Une des conditions d'une bonne digestion est une mastication complète avec une insalivation suffisante, qui permette à la salive d'exercer son action modificatrice. Il est donc nécessaire, d'une part, que le système dentaire soit intact ou que l'on remédie à sa défectuosité par quelque moyen artificiel, et que, d'autre part, le liquide salivaire ne soit pas mêlé à des résidus alimentaires fermentés, ce qui implique la nécessité d'apporter, matin et soir et après les repas, les soins antiseptiques les plus minutieux à l'état de la bouche.

Une autre règle à suivre est celle du nombre, de la distribution des heures des repas et de leur régularité. Il n'est pas possible de formuler une règle absolue et uniforme pour les heures des repas, de même que pour la quantité des aliments, ces dispositions étant subordonnées à maintes circonstances extérieures et aux occupations de chaque malade. Cependant on peut, d'une façon générale et étant donné que les aliments séjournent deux à trois heures au moins dans l'estomac, fixer le nombre des repas à trois par jour, en les espaçant de cinq à six heures et en les prenant très régulièrement aux mêmes heures, ce qui est une condition essentielle d'une bonne digestion. Quelques dyspeptiques, dont la vie est trop sédentaire, ont des digestions fort lentes, par suite de l'atonie des voies digestives ou l'insuffisance des sucs auxiliaires utiles à la fermentation normale des aliments. Dans ce cas, le nombre des repas doit être réduit à deux et leur distance éloignée de quelques heures en plus.

Une autre précaution à prendre est l'abstention des boissons trop chaudes ou trop froides, les premières étant une cause d'irritation des muqueuses et les secondes provoquant un fonctionnement anormal excessif ou insuffisant.

Comme le fait très justement remarquer le Dr LINOSSIER (1), la question du sommeil chez les dyspeptiques doit être examinée à deux points de vue, la digestion réagissant sur le sommeil et le sommeil réagissant sur la digestion. Chez certaines personnes, un court sommeil, aussitôt après les repas, la sieste en un mot,

1. — Dr LINOSSIER : *L'Hygiène des Dyspeptiques*, 1 vol., p. 204. Paris, 1900.

paraît être une nécessité. C'est ce que l'on observe du reste chez les animaux, chez beaucoup de travailleurs manuels et chez les habitants des pays chauds. De cette habitude il ne résulte aucun inconvénient et il n'y a pas de raisons de s'élever contre elle, sauf chez les dyspeptiques pléthoriques, toujours menacés de phénomènes de congestion. En ce cas, il est prudent de ne pas céder à ce besoin de repos et de se soustraire à la cause de cet assoupissement, souvent dû à une alimentation trop copieuse. Mais il importe que la sieste ne se prolonge pas et que le sommeil ne suive pas immédiatement le repas du soir, car on est exposé, dans le courant de la nuit, à subir des heures d'insomnie et des troubles plus ou moins douloureux de la digestion.

En général, le dyspeptique est sensible au froid ; c'est une indication pour lui de faire usage en tous temps de vêtements chauds et de protéger la région de l'estomac et de l'abdomen tout entier par une épaisse ceinture de flanelle, en n'oubliant pas de ne faire aucune constriction sur les points où porte la ceinture.

Il y a tout avantage, pour le dyspeptique, à se priver du tabac, son principe, la nicotine, réagissant vivement sur la digestion, quoique quelques constipés puissent provoquer une selle en fumant un cigare. Ce sont là des cas exceptionnels ; ordinairement, l'intoxication tabagique, même peu prononcée, est une cause de troubles digestifs variés.

Parmi ces troubles, *la constipation* est l'un des plus fréquents, et assez souvent les dyspeptiques accusent des alternatives de diarrhée et de constipation. Comme cette constipation peut tenir à des causes fort différentes (alimentation vicieuse, obstacles mécaniques, atonie, secrétions insuffisantes), il est difficile de prescrire des règles applicables à tous les constipés. Seul, le médecin peut donner un conseil à cet égard, mais ce qui est de toute importance pour un dyspeptique hémorroïdaire, c'est de ne pas négliger de vider chaque jour son intestin. On facilitera cette évacuation en la provoquant régulièrement à heure fixe, le soir ou le matin, après le premier déjeuner, en prenant la position accroupie si possible, plutôt qu'assise, ce qui est défavorable à l'évacuation et, en cas d'insuccès, en forçant les garde-robes par l'hydrothérapie locale, les massages abdominaux et, au besoin, en dernier ressort, par l'usage des suppositoires, des lavements, des grands lavages de l'intestin et des laxatifs.

§ 2. — RÉGIME ALIMENTAIRE

Chez les dyspeptiques hémorroïdaires, l'hygiène alimentaire a d'autant plus d'importance qu'en ne s'y conformant pas rigoureusement on risque d'accroître les troubles des fonctions digestives, déjà si laborieuses dans la dyspepsie non compliquée, et de provoquer, par suite d'une entrave à la régularité de la circulation, une fluxion hémorroïdaire. Il est donc nécessaire que la ration alimentaire, qui est la base de cette hygiène, soit nettement déterminée et scrupuleusement observée, autant dans le choix que dans la quantité des aliments à ingérer.

Ainsi que je l'ai indiqué dans les remarques générales applicables à tout hémorroïdaire, l'alimentation normale de l'homme convient aux dyspeptiques, mais en subissant quelques restrictions et certaines modifications. Il serait en effet illusoire et contraire au bon sens de tracer un régime qui s'adresserait à tous les dyspeptiques. On a pensé simplifier la question en disant que le meilleur régime est celui qui est le plus agréable et qui se digère le mieux. Nombreux sont les faits d'observation qui prouvent que cet axiome est en défaut, l'agréable et l'utile n'étant pas toujours deux sœurs amies. Toutefois, s'il ne faut pas chercher à exécuter à la lettre les régimes préconisés par quelques auteurs, il est bon de se montrer opportuniste et de tenir compte, après vérification, des remarques et des observations des malades. Néanmoins on peut considérer comme une excellente règle d'hygiène prophylactique cette formule : « Réaliser une alimentation suffisante avec le minimum de travail et le minimum d'irritation pour les organes digestifs. » C'est ainsi que s'exprime le Dr LINOSSIER dans son *Traité de l'Hygiène des Dyspeptiques*, où se trouve exposée la meilleure conduite générale à tenir et auquel je renvoie le lecteur, me bornant, dans les lignes qui vont suivre, à ne présenter que la proscription des aliments qui doivent être déconseillés.

Viandes rouges (sauf en petite quantité), rôties ou étuvées.

Viandes noires ou *faisandées* ou *fortement épicées* (faisans, canards, sangliers, chevreuils, etc...).

Gibier de toute sorte (sauf cailles et perdreaux frais).

Viandes grasses et substances grasses (ragoûts, canards, oies, sauces grasses ou fortement épicées).

Charcuterie (sauf maigre de jambon).

Poissons gras, poissons conservés, salés ou boucanés.

Champignons, truffes.

Œufs durs, omelette.

Légumineuses (sauf en petite quantité et à l'état de purées).

Condiments acides ou *poivrés* en excès.

Fromages fermentés, avancés.

Fruits crus, fruits gras (amandes, noix, coings, figues sèches, etc...).

Pâtisseries trop sucrées ou trop grasses.

Boissons glacées, fermentées.

Vins liquoreux, *liqueurs* alcooliques.

Cidre, poirés.

Apéritifs...

§ 3. — EXERCICES PHYSIQUES

L'exercice physique sans surmenage, par les modifications qu'il imprime à toutes les fonctions organiques et par l'acquisition d'oxygène, qui est l'excitant de ces fonctions, est un ùtile complément du régime alimentaire. N'est-ce pas ce que l'on constate chaque jour chez tout citadin qui rompt quelque temps sa vie sédentaire ordinaire et surtout chez les habitants des campagnes et des montagnes ? « On digère, a dit Trousseau, autant avec ses jambes qu'avec son estomac. »

Si le repos de courte durée, après les repas, paraît assez favorable à la digestion, si, pour quelques dyspeptiques, un repos complet pendant quelque temps est absolument nécessaire, il n'est pas douteux que, pour la plupart des dyspeptiques, il y a avantage à prescrire des exercices qui ne doivent pas exiger de violents efforts.

La *marche* au grand air, sans exagération et sans sudation, les *promenades en bicyclette*, l'*équitation*, sont à recommander ; et en plus de ces exercices, qui doivent être utilisés sans être poussés à l'excès, ni trop modérés pour produire les effets salutaires attendus, je noterai encore la série des exercices dits massages de l'abdomen, qui ont des effets locaux sur l'appareil digestif : tels l'*aviron*, la *natation*, certaines *manœuvres de gymnastique* et la *gymnastique suédoise*, au sujet de laquelle le Dr Lagrange fait cette remarque : « Tous les mouvements, dit-il, qui nécessitent la flexion du tronc sur le bassin, puis tous ceux qui provoquent la rotation du tronc sur son axe, sont utilisés par les Suédois pour le traitement des affections des voies digestives. » A ces diverses manœuvres de mobilisation générale et locale s'ajoute la gamme de la *gymnastique de chambre*, applicable aux malades débilités.

§ 4. — HYDROTHÉRAPIE

Outre la *balnéation* fréquente (bains tièdes et bains chauds) suivie de frictions et de massage, qui sont d'une utilité manifeste pour activer la circulation et aider à la décongestion des viscères, les *pratiques hydrothérapiques*, quand elles ne sont pas contre-indiquées par quelques lésions organiques spéciales, doivent être mises en pratique : elles seront employées avec méthode et après un choix opportun des différents procédés, selon les diverses formes de la maladie. On consultera avec fruit à ce sujet le *Traité d'Hydrothérapie* du Dr Beni-Barde (1), qui en retrace ainsi le résumé : « Dans les dyspepsies d'origine diathésique (goutte, rhumatisme, etc...), il faut associer le calorique et le froid. On utilisera donc dans ces cas les étuves, les maillots ou l'eau chaude avant les applications froides et même les bains de rivière et les bains de mer, dont quelques malades se trouvent bien.

« Dans les dyspepsies symptomatiques d'une intoxication, d'une maladie organique (maladies du foie, des reins, etc...), le traitement hydrothérapique sera dirigé contre l'affection primitive. Toutefois la dyspepsie peut par elle-même réclamer un traitement spécial comme une véritable entité morbide. Ainsi, si elle est accompagnée de phénomènes d'excitabilité, on emploiera les immersions tempérées, les lotions,

1. — Dr Beni-Barde : *Traité d'Hydrothérapie*, 1 vol. Paris, 1875.

les affusions et les douches tièdes, les maillots humides de courte durée. S'il est indiqué de remédier à l'épuisement nerveux, on s'adressera aux applications toniques et excitantes, affusions froides, frictions avec le drap mouillé, douches en pluie ou en jet et surtout bain de cercles. »

§ 5. — CURE THERMALE

L'influence des cures de l'eau minérale est incontestable contre presque toutes les variétés de dyspepsie et contre la maladie hémorroïdaire, qui vient souvent les compliquer. Le choix de la station thermale est subordonné à la variété de dyspepsie et devra être fait entre celles qui sont rangées dans les groupes des eaux bicarbonatées, sodiques, calciques, sulfatées ou chlorurées.

Parmi les *eaux bicarbonatées sodiques* indiquées dans les cas de dyspepsie simple, atonique, je citerai en première ligne Vichy et Vals et, à côté de ces stations, si ces eaux sont trop fortes, Saint-Alban, Ems, Chaudesaigues, Saint-Maurice, Saint-Nectaire, Royat, Bagnoles-de-l'Orne. Au nombre des *eaux calciques*, Pougues tient le premier rang, et Saint-Gervais, qui a des propriétés analogues, peut être recommandé, ainsi que Châtel-Guyon, dans les cas de congestion et de constipation. Comme *eaux sulfatées*, viennent Plombières, Carlsbad, Bagnols, Sermaize, et parmi les *eaux chlorurées sodiques* gazeuses, Wiesbaden, Nauheim pour les dyspeptiques lymphatiques et scrofuleux.

§ 6. — CLIMATOTHÉRAPIE

Dans le choix des cures thermales, de même que pour tout séjour à la campagne ou à la montagne, le climat est à prendre en considération, car son influence sur les fonctions de la digestion est bien connue. Qui ignore, en effet, les troubles de ces fonctions chez les personnes qui se transportent d'un pays froid dans un pays chaud et, en pareille occurrence, l'irruption de la congestion du foie et les poussées de fluxion hémorroïdale ? Un climat tempéré s'impose et doit avant tout être choisi.

CHAPITRE V

HYGIÈNE DE L'HÉPATIQUE HÉMORROIDAIRE

§ 1. — REMARQUES PARTICULIÈRES

Il est un fait qui ne prête pas à contestation, c'est la fréquence des hémorragies dans un certain nombre d'affections du foie (congestions, ictère grave, hépatites, cirrhoses, lithiase). Ces affections entraînent l'hypertension de la veine porte, qui est suivie de la dilatation des veines hémorroïdales. Aussi les hémorroïdes sont-elles souvent un des phénomènes du début de la maladie. Quelle que soit leur véritable pathogénie, ce qu'aucune théorie n'a encore défini d'une façon indiscutable, il est hors de doute qu'elles sont une manifestation presque constante de certaines affections hépatiques. Pour quelques auteurs même, leurs rapports avec les maladies du foie seraient encore plus étendus, puisque, pour eux, tout hémorroïdaire serait un hépatique avéré ou latent.

Quoi qu'il en soit, l'hépatique hémorroïdaire a tout intérêt ou à prévenir cette complication ou à en amoindrir les effets par un régime hygiénique sévère, dont il aura à recueillir un double bénéfice : premièrement, l'absence ou le peu d'intensité de la maladie; deuxièmement, la disparition ou tout au moins l'arrêt d'évolution de l'affection du foie.

Il est une recommandation qui ne doit pas manquer d'être faite à l'hépatique hémorroïdaire, c'est d'apporter la plus grande attention à la régularité des garde-robes. Contre la constipation, qui est fréquente dans quelques maladies de la glande et qui favorise l'obstruction abdominale et entretient les hémorroïdes, on s'efforcera de discipliner l'intestin par des habitudes régulières, en sollicitant chaque jour l'évacuation après le premier déjeuner, aidée au besoin de laxatifs.

Faire le matin des lotions froides ou chaudes, suivies d'une friction générale ; porter des vêtements chauds qui n'exercent pas de constriction à la taille; éviter de travailler longtemps assis dans une position qui comprime l'abdomen; éviter les habitations et les climats dont la température est élevée ou trop basse ou soumise à des changements brusques, sont autant de précautions qui rentrent dans la conduite hygiénique que l'on doit tenir. Cette conduite sera complétée, comme pour toute catégorie d'arthritique hémorroïdaire, par l'observation de préceptes relatifs à l'hygiène alimentaire, aux exercices et à l'hydrothérapie.

§ 2. — RÉGIME ALIMENTAIRE

On peut poser en principe que toute substance irritante, transportée par le foie et charriée par la veine porte, est un agent d'inflammation, capable d'amener ou d'accroître l'altération de la glande hépatique et de donner lieu à une poussée inflammatoire hémorroïdale. Il s'ensuit donc que l'hépatique aura à éliminer de son régime alimentaire un certain nombre de substances, comprises dans ce groupe d'aliments.

Ce régime, qui ne doit provoquer aucun trouble digestif et prévenir les fermentations intestinales, sera plus végétal qu'animal ; il sera modéré en quantité et consistera en une alimentation inférieure à la ration ordinaire d'entretien, réduisant dans des proportions très notables le rôle de la glande ainsi condamnée au repos ; il ne comprendra que trois ou quatre repas au plus par jour, régulièrement espacés.

Parmi les albuminoïdes, les viandes ont une action excitante des plus nettes. Comme elles sont une cause de congestion et d'engorgement du foie, ainsi qu'on le voit chez les gros mangeurs (en Allemagne, par exemple), on s'abstiendra donc de toute viande rouge, de toute viande salée ou fumée, n'usant, et encore en quantité très modérée, que de certaines viandes blanches dégraissées, bouillies ou rôties (poulet, pigeon, lapin). Même défense sera prescrite pour toute espèce de viandes noires, surtout faisandées, pour les abats, les ragoûts, la charcuterie (sauf le jambon maigre).

Sont également défendus :

Les aliments gras, toutes les graisses et les jaunes d'œufs ;

Les poissons de mer et de rivière gras, frais, conservés ou salés, les fritures ;

Les crustacés, les mollusques ;

Les sauces savantes épicées ;

Les légumineuses (pois, fèves, lentilles, haricots,

tomates, épinards, oseille, champignons, truffes choux, radis, crudités) ;

Les condiments (ail, échalotte, ciboule, radis, moutarde, câpres, cornichons, vinaigre, poivre, piments) ;

Les pâtisseries, le sucre ;

Les noix, amandes, noisettes ;

Les fruits sucrés et acides ;

Le café et le thé forts ;

Les fromages demi-gras et gras avancés ;

Le pain très cuit ;

Le lait (sauf s'il est digéré) ;

Toutes les liqueurs alcooliques ;

Les apéritifs.

§ 3. — EXERCICES PHYSIQUES

L'exercice est indispensable à l'hépatique hémorroïdaire, et cela d'autant plus qu'il peut être classé dans le groupe des arthritiques qui font le plus abus des substances alimentaires et qu'il s'abandonne trop facilement à la vie sédentaire. Chez lui, les combustions sont insuffisantes. Excès ou erreur d'alimentation et insuffisance des combustions ou, autrement dit, *trop de recettes* et *pas assez de dépenses* : telle est la principale cause de son état morbide.

A part les périodes où la maladie hépatique (congestions, cirrhoses, calculs biliaires, etc...) est à une période qui contre-indique la mobilité, le malade doit se forcer à faire chaque jour de l'exercice en observant la règle formulée par le Dr LAGRANGE (1), c'est-

1. — Dr LAGRANGE : *De l'exercice chez les adultes*, 1 vol. Paris, 1904.

à-dire : « L'homme mûr peut impunément braver les exercices qui amènent la fatigue musculaire, il doit aborder avec la plus grande réserve ceux qui provoquent l'essoufflement. »

Comme il doit avoir pour principal but de rendre plus actives les fonctions de la circulation et de la respiration, il fera en sorte de ne s'y livrer qu'en plein air, après initiation et entraînement qui ne devra pas atteindre le surentraînement, et en laissant de côté tout exercice de force et de vitesse, surtout s'il est arrivé à l'âge mûr.

La marche plus ou moins prolongée, absolument nécessaire après chaque repas pour lutter contre la tendance au sommeil, et en tout cas d'une durée de deux à trois heures par jour, les promenades en bicyclette et en montagne auront, en peu de temps, une influence très marquée sur l'organisme.

Non moins utile sera la pratique de certains jeux (law-tennis, jeux de balles, de ballon, de boules, de quilles, de tonneau, etc...), de l'escrime, de l'équitation, de l'aviron et de quelques exercices de gymnastique, si l'habitude en a été prise antérieurement, ce qui permettra de mieux utiliser chacun de ces exercices, sans en éprouver de la fatigue et sans produire du surmenage.

§ 4. — HYDROTHÉRAPIE

Les *bains alcalins* fréquents, suivis de massage de la région du foie, sont extrêmement salutaires aux hépatiques. Pris à la température de 37 à 39°, ils décongestionnent les viscères. Quant aux *bains de rivière* et aux *bains de mer*, ils doivent être déconseillés.

Si la plupart des maladies du foie, exception faite pour celles dans lesquelles il n'y a qu'une perturbation de la nutrition (infiltration graisseuse et certaines intoxications), ne sont pas justiciables de l'hydrothérapie, il en est une cependant dans laquelle elle peut être utilisée : c'est la congestion d'origine irritative ou d'origine nerveuse.

Dans le premier cas, outre les bains alcalins chauds, les frictions, les massages et les révulsions (sans oublier l'emploi du vésicatoire qui, pour quelques auteurs, auraient une réelle efficacité contre les hémorragies hémorroïdales) de la région hépatique, qui réveillent le fonctionnement de la glande et qui ont en plus une action décongestionnante sur les autres viscères et en particulier sur le système veineux anorectal, on peut, suivant le degré de l'hypérémie du foie, appliquer chaque jour la douche froide générale courte et persistante, ou la douche hépatique, ou la douche hépatique alternative. Lorsque la congestion est d'origine nerveuse, le traitement hydrothérapique, tel qu'il a été conseillé par le Dr Fleury (1), sera mis en pratique.

Des remarques mentionnées par le Dr Beni-Barde, il résulterait que l'hydrothérapie rendrait des services contre l'hépatite interstitielle, contre certaines dégénérescences, contre l'hypertrophie et contre

1. — Dr Fleury : *Traité d'Hydrothérapie*, 1 vol. Paris, 1852.

l'ictère symptomatique d'un certain nombre de maladies du foie. On ne devra en faire usage qu'avec la plus grande prudence.

§ 5. — CURE THERMALE

De nombreuses Eaux minérales ont été préconisées pour prévenir ou combattre les affections hépatiques. Il y aura lieu de faire un choix judicieux entre elles, selon qu'il s'agit d'une lésion du parenchyme ou d'une maladie des voies biliaires et de la coïncidence possible avec elles d'une autre manifestation arthritique.

En tant que mesure prophylactique de congestion, d'engorgement, de calculs biliaires, que révèlent souvent de bonne heure divers troubles digestifs, on conseillera une cure à Vichy ou à Vals, renouvelée plusieurs années de suite et, s'il existe de la constipation, à Châtel-Guyon ou à Aulus.

Contre les lésions et les troubles fonctionnels de la glande hépatique, une cure aux stations thermales suivantes sera ainsi choisie :

Pour *les malades faibles et névropathes* : Saint-Alban, Aulus, Plombières ;

Pour *les malades pléthoriques* : Bourbonne-les-Bains, Balaruc, Marienbad ;

Pour *les malades anémiés* ou *déprimés* : Pougues, Luxeuil, Chaudesaigues, Carlsbad ;

Contre *la lithiase biliaire* : Vichy, Vals, Sermaize, Montmirail, Marigny, Vittel, Contrexéville.

CHAPITRE VI

HYGIÈNE DU DIABÉTIQUE HÉMORROIDAIRE

§ 1er. — REMARQUES PARTICULIÈRES

La négligence du régime hygiénique chez le diabétique hémorroïdaire le conduit souvent à une fin prématurée, quel que soit son âge, quelle que soit la cause réelle de la maladie. S'il n'est pas absolument prouvé, comme l'a écrit BOUCHARDAT, que le diabétique qui se soigne « a autant de chances de vivre longtemps qu'un homme en bonne santé », il n'en reste pas moins évident qu'on ne peut jamais affirmer la guérison de la maladie. Pour cette raison, tout diabétique doit donc persévérer dans son régime et toujours se surveiller. L'épée suspendue au-dessus de sa tête sort du fourreau à la moindre occasion et, fréquemment, n'y rentre qu'après endommagement grave et lésions persistantes. Il est donc indispensable qu'il ne néglige jamais d'observer certains préceptes d'hygiène générale et un régime qui ne sera salutaire et efficace qu'en rendant solidaires l'alimentation, l'exercice et l'hydrothérapie.

Pour répondre à la première de ces indications, en premier lieu s'impose, autant que possible, la vie au grand air, à l'abri du froid et de l'humidité. Le diabétique évitera donc de séjourner dans une région trop voisine d'une rivière qui, chaque jour, est une cause de production de brouillards, ou là où le sol, imperméable, est trop longtemps baigné par les eaux. Le climat de la région choisie ne sera pas trop exposé aux brusques changements de température, le refroidissement étant l'ennemi du diabétique et toujours pernicieux pour lui, par les complications pulmonaires qu'il provoque.

Et ce n'est pas seulement le froid du dehors qui est à redouter, mais encore le froid de l'appartement, qu'il faut maintenir à une température moyenne, ce que l'on obtient plus facilement si l'habitation reçoit chaque jour le soleil. Son exposition au midi ou à l'ouest est à rechercher. Il y a aussi avantage à maintenir le corps à une température à peu près constante, le port de vêtements qui déjouent les atteintes des courants d'air s'opposant à la perte du calorique et servant de voiles de protection.

Comme il est d'observation courante de voir apparaître une recrudescence du sucre dans l'urine sous la seule action morale, le diabétique agira sagement en évitant non seulement la contention d'esprit trop soutenue, mais encore tout ce qui peut engendrer l'excitation du système nerveux, sous forme d'émotions gaies ou tristes, car les exemples d'aggravation du diabète sous l'influence de ces excitations fourmillent. Toutefois, si le diabétique est à même de pouvoir s'épargner toute préoccupation obsédante, il est nécessaire qu'il ne vive pas dans l'apathie et que, de temps en temps, son système nerveux soit raisonnablement stimulé, physiquement et moralement, par des occupations agréables, des distractions, des voyages.

En résumé : « Régler le régime, a écrit le professeur Bouchard, s'opposer aux excès, conseiller l'alternance du travail corporel et de l'activité intellectuelle, s'efforcer de bannir les préoccupations tristes, les soucis rongeurs de l'ambition », telle doit être, à titre de moyens prophylactiques et même curatifs, la règle de conduite du diabétique hémorroïdaire.

§ 2. — RÉGIME ALIMENTAIRE

Ce régime alimentaire peut se résumer en quelques lignes : suppression absolue des aliments sucrés et des aliments susceptibles de se transformer en sucre dans l'organisme, et restriction la plus large des féculents, que l'on remplace par des graisses et des alcools en très petite quantité, pour suppléer aux hydrocarbures exclus.

Aliments proscrits : Riz, maïs, pommes de terre en excès (sauf bouillies et cuites au four), pâtes alimentaires (macaroni, nouilles, semoule, vermicelle, tapioca, arrow-root, sagou, farine de sarrazin) ;

Betteraves, haricots, lentilles, pois, fèves, oignons, carottes, raves, radis, navets ;

Sucre sous toutes ses formes : miel, aliments et fruits sucrés (raisins, abricots, prunes, melons, poires, pommes, fraises, figues, cerises douces, cassis, framboises, pêches, oranges, ananas, confitures, gelées, caramel).

Tout lait (à cause de la lactose) ;

Vins mousseux, vins doux, vins d'Espagne, de Portugal, de Madère, de Marsala, de Hongrie, vin de Champagne. Limonades sucrées ;

Liqueurs alcooliques ; cacao, chocolat, cidre, poirés, eaux gazeuses, bières (sauf la bière Barton, Bitter-ale) ;

Pain de froment, de seigle et d'orge ; le remplacer par quelques pommes de terre cuites à l'eau, de préférence au pain de gluten, au soja hispida, au sarrazin, désagréables au goût, difficiles à digérer et non exempts de fécule et d'amidon ;

Foie ; pas ou peu de viandes conservées.

Malgré ces restrictions, il reste assez d'aliments carnés et de végétaux pour que l'alimentation soit suffisante, car il est essentiel que les malades ne maigrissent pas trop et qu'ils ne ressentent pas de l'affaiblissement, une alimentation insuffisante comme quantité et comme qualité pouvant avoir les mêmes conséquences qu'une alimentation sucrée et surabondante. L'examen fréquent des urines, le dosage du sucre et l'absence de manifestations morbides serviront de guides pour autoriser, ou non, à apporter une dérogation à la sévérité du régime en ce qui concerne les féculents seulement. Toutefois, cette dérogation ne sera ni trop fréquente ni de trop longue durée, la bénignité des dehors de la maladie n'étant quelquefois qu'une manière sournoise d'évolution.

§ 3. — EXERCICES PHYSIQUES

L'exercice musculaire, plus ou moins prolongé, est un adjuvant très utile du régime azoté, puisque, tout en n'étant qu'un complément du traitement, il aide beaucoup à la combustion du sucre en excès dans l'organisme. C'est ce défaut d'exercice qui explique la fréquence de la maladie dans les professions sédentaires. Il est à conseiller, non seulement après les repas, alors que « les générateurs du glycogène vont livrer au sang des quantités surabondantes de sucre » (BOUCHARD), mais encore en dehors des repas, car il active la destruction du sucre musculaire et du glycogène.

Tous les exercices sont donc susceptibles de rendre de grands services. Voici, à ce sujet, quelle était l'opinion de BOUCHARDAT (1) : « Nous recommandons, dit-il, aux hommes, la marche, l'escrime, les exercices militaires, la canne, le patin, les jeux de paume, de billard, de boules, de croquet, etc..., en un mot tous les *jeux actifs,* sans oublier les *travaux manuels ordinaires,* tels que les opérations de scier, fendre du bois, tourner, etc..., les travaux actifs du labourage et du jardinage : bêcher, piocher, rouler les brouettes, etc... Parmi ces exercices, chacun choisit ce qui lui convient et auquel il prend du charme par le plaisir. Aux femmes, nous prescrivons les *travaux les plus*

1. — BOUCHARDAT : *Traité d'Hygiène*, 1 vol. Paris, 1882.

actifs du ménage, surtout ceux qui commandent l'action des jambes, le piano à pédale, la danse. »

Remarquons que ces lignes étaient écrites à une époque où les exercices de sport étaient fort peu en honneur auprès de la femme et qu'elles demandent maintenant à être complétées par quelques additions. Ajoutons encore qu'à tout diabétique il n'est pas interdit d'user de *la bicyclette,* de *l'équitation,* du *canotage* et de *la gymnastique.* Du reste, peu importe le genre d'exercice adopté; ce qui importe, c'est moins la forme que la dose, et autant que possible, son exécution en plein air.

La mise en pratique de ces divers exercices exige certaines précautions : ainsi on ne s'y livrera d'abord qu'avec modération, pour ne produire ni la fatigue ni la courbature, et chaque jour on progressera régulièrement. Si la maladie est arrivée à la deuxième période ou à une période avancée, ces exercices devront être limités ou même supprimés, car il faut se défier d'un entraînement exagéré. Une autre précaution de même importance est celle de se garantir de tout refroidissement au cours de ces exercices ou après leurs manœuvres.

§ 4. — HYDROTHÉRAPIE

Comme la peau des glycosuriques est en général sèche et la circulation très ralentie, on ne doit pas oublier d'activer leurs fonctions par des frictions légères quotidiennes au gant de crin suivies d'un massage général, et assez fréquemment par des *bains d'eau de son* et de *guimauve* et des *bains alcalins.* Ces divers moyens seront surtout salutaires dans les cas où la force nerveuse est épuisée et dans ces états indéterminés, intermédiaires à la santé et à la maladie.

C'est également dans ces circonstances qu'une application froide ou *une douche quotidienne,* suivie d'une promenade, améliorera l'état général ; la douche froide devra être courte et avec projection assez forte. Si la sécheresse de la peau est très accusée, on peut avoir recours à la *douche tiède* ou mieux à la *douche chaude,* fort commode à régler et peu fatigante ; elle réchauffe la peau et active les fonctions de la calorification sans déterminer d'abondantes transpirations. S'il existe une excessive polyurie, causant de fortes pertes à l'organisme, on a conseillé l'emploi non seulement des douches, mais encore des *frictions irritantes* et de l'*électrisation de la colonne vertébrale.* En tout cas, il est essentiel de se souvenir qu'il faut se méfier des irritations de la peau, en raison de la prédisposition spéciale, chez les diabétiques, aux phlegmons et aux gangrènes.

§ 5. — CURE THERMALE

Les *cures thermales* ne sont pas à négliger, sinon pour tous les diabétiques, au moins pour un certain nombre d'entre eux. S'il s'agit de sujets forts, gras, sanguins et congestifs, à la période floride en un mot, sont indiquées les *eaux bicarbonatées sodiques,* telles que Vals, Vichy, Ems. Les malades pâles et affaiblis sont justiciables d'une cure à Carlsbad et à Capvern. On conseillera aux diabétiques rhumatisants et gastralgiques, Royat, Contrexéville; aux anémiés, Evian, Forges-les-Eaux, Saint-Nectaire, Royat.

CHAPITRE VII

HYGIÈNE DE L'OBÈSE HÉMORROIDAIRE

§ 1. — REMARQUES PARTICULIÈRES

Les lésions de l'appareil circulatoire, cœur, artères et veines, étant très fréquentes chez les obèses par suite de l'infiltration graisseuse de l'organe central, il n'est pas rare de voir ces arthritiques exposés à diverses complications, parmi lesquelles les hémorroïdes tiennent une place importante. Comme ces dernières ont d'autant plus de chances de se produire que l'obésité s'accroît de jour en jour, il y a grand intérêt à en arrêter le développement et même à obtenir une diminution de cette surcharge graisseuse. Mais, si l'on veut arriver à ce résultat et empêcher qu'il ne soit détruit par un nouvel engraissement, c'est à l'hygiène plus qu'à la thérapeutique qu'il faut faire appel. Il ressort, en effet, du simple bon sens et d'un peu de réflexion que les deux principaux termes de la prophylaxie et de la cure de l'obésité doivent être : diminuer et restreindre les recettes alimentaires et augmenter les dépenses de calorique.

C'est par ces moyens qu'on arrivera à supprimer la tendance, la prédisposition héréditaire à l'obésité et à lutter contre le développement de la maladie, quand elle s'est déjà déclarée. On peut être sûr qu'une hygiène bien entendue, obéissant aux préceptes d'un régime alimentaire et d'exercices appropriés, enraye l'obésité. Seulement, pour arriver à ce résultat favorable et persistant, il est certaines considérations dont le candidat à l'obésité et l'obèse doivent tout d'abord être bien pénétrés. Il est indispensable qu'ils aient la ferme volonté de ne pas continuer à engraisser et que, par conséquent, ils sachent résister aux sollicitations d'enfreindre de temps en temps leur régime et ne tenir aucun compte des conseils donnés légèrement par des parents ou des amis.

Un rapide amaigrissement ne doit pas être poursuivi, comme on le souhaite généralement. Il faut que l'obèse ne suive pas d'abord un régime trop sévère, qu'il procède graduellement et lentement aux modifications à apporter, sans changement brusque, dans l'économie, car, outre qu'il y aurait danger à agir ainsi pour plusieurs fonctions du corps, le retour à l'engraissement serait d'autant plus rapide que l'amaigrissement l'aura été. La cure, suivant la méthode non intensive, n'est donc pas seulement un moyen de modifier l'état présent, mais elle est encore un acte préliminaire préparatoire de réduction, qui permettra de conserver à l'avenir le résultat acquis, en ne reprenant pas toutefois ses habitudes de bonne chère.

Il est de toute utilité que cette cure soit persistante pour ainsi dire, et que l'on ne se contente pas de la renouveler chaque année pendant quelques semaines. Un régime convenable doit être longtemps, sinon toujours, continué. La première cure n'est qu'une initiation, une vie nouvelle, dont le régime alimentaire et l'exercice quotidien constitueront les bases. L'obèse arrivera ainsi, sans de nouveaux sacrifices, à persister dans la sobriété, qui deviendra sa principale règle de conduite, s'il tient à se mettre à l'abri des inconvénients et des dangers réels de l'obésité.

§ 2. — RÉGIME ALIMENTAIRE

Parmi les causes efficientes les plus propres à mettre en jeu la prédisposition à l'obésité, l'alimentation trop riche en hydrates de carbone (farineux, féculents, sucres), à laquelle on associe l'immobilité, est certes la plus efficace. Nous en trouvons une preuve irréfutable dans l'obésité des moines, qui est proverbiale, et dans la conduite des éleveurs pour l'engraissement des animaux. Donc, pour arrêter le développement de l'embonpoint et pour en obtenir même la diminution, la conduite opposée s'impose dans toute sa rigueur.

Quoique tous les obèses ne soient pas de gros mangeurs et qu'un certain nombre d'entre eux ne mangent que d'une façon normale, ce qui, il est vrai, n'a pas toujours existé, et mangent même quelquefois moins que les personnes de leur âge et de leur taille, il n'en est pas moins démontré que c'est à un excès de recettes sans dépenses correspondantes, fournies par les trois espèces de substances de la ration d'entretien, qu'est dû le développement de l'obésité. Il s'ensuit donc qu'on ne devra pas dépasser cette ration et même ne pas l'atteindre, tout en tenant compte des nécessités de la nutrition, restant subordonnées aux diverses variétés de polysarcie et d'obèses, jeunes ou âgés, faibles ou vigoureux.

Diverses méthodes d'amaigrissement, dont l'exposé et la critique seraient ici hors de propos, ont été préconisées. Si elles ne s'accordent pas entièrement sur la quantité et la qualité des aliments permis et sur les modes d'exercice musculaire, les variations de détail qu'elles comprennent n'atteignent et n'annihilent pas « les seuls principes qui soient acceptés par tous les auteurs sans exception, c'est-à-dire la diminution de la valeur nutritive totale du régime alimentaire, la diminution de la proportion des hydrates de carbone et l'utilité d'un exercice musculaire en rapport avec les forces de chaque individu et la résistance de son cœur » (A. PROUST et A. MATHIEU) (1).

Comme il ne s'agit dans la circonstance que de restreindre la somme de l'alimentation, ce qui aura pour effet de diminuer la quantité de calories fournies à l'organisme, on prendra soin de diminuer progressivement la quantité des aliments, sans conseiller l'interdiction de nombre d'entre eux, car l'important, dans le régime, c'est la diminution de la quantité et de la valeur nutritive totale, bien plus que la nature de l'aliment. Le régime ordinaire de l'homme sain

1. — A. PROUST et A. MATHIEU : *L'Hygiène de l'Obèse*, 1 vol., p. 198. Paris, 1897.

et normal peut donc être continué, mais en évitant surtout l'usage des aliments suivants :

Aliments déconseillés :

Graisses ; viandes grasses, cervelas, foies, saucissons, jambon fumé) ;
Poissons de mer gras : saumon, morue, maquereau, hareng ;
Poisson de rivière gras : anguilles, aloses, carpes ;
Beurre, huiles ;
Féculents, farineux ; Pâtes alimentaires ; Légumineuses (haricots, lentilles, pois, riz, maïs, etc.) ;
Sucre et mets sucrés (confitures, compotes, entremets sucrés, pâtisseries) ;
Fruits sucrés ;
Lait concentré, lait (sauf en petite quantité) ;
Fromages (sauf en petite quantité).
Toutes les acidités ;
Chocolat, cacao ;
Pain (sauf en très petite quantité) ;
Boissons sucrées (champagne, vins mousseux, sirops, cidre nouveau, etc...).

L'obèse et le prédisposé à l'obésité s'efforceront de ne prendre aucun aliment solide entre les repas, qui ne seront jamais copieux. Aussi, pour certains sujets habitués à se suralimenter inconsciemment, il sera préférable de faire quatre repas par jour, distants de quatre à cinq heures. L'eau, prise en boisson à la dose de 1200 à 1500 grammes comme dose quotidienne, ne sera pas ingérée en totalité au cours du repas, la satiété étant plus vite obtenue avec une quantité restreinte de liquide. On en distraira quatre ou cinq verres, qui seront ingérés dans l'intervalle des repas.

§ 3. — EXERCICES PHYSIQUES

De tous les arthritiques, l'obèse est celui qui a le plus besoin *d'exercice*, et, si son insuffisance n'est pas la seule cause de l'engraissement, comme on l'a dit à tort, il n'est pas douteux que cette insuffisance a pour conséquence de trop favoriser l'épargne des matériaux organiques. Il faut, surtout pour les individus jeunes et vigoureux, que les dépenses organiques soient accrues ; à tous les obèses, l'hygiène commande d'allier l'exercice à la diminution de l'alimentation, l'immobilité et la vie sédentaire étant les deux ennemies de la polysarcie. Sans proscrire le repos, qui est nécessaire après une marche ou même après un exercice modéré, il en est un auquel on cède trop aisément : c'est le repos au lit, que l'obèse prolonge trop. Ce repos ne doit pas dépasser une durée de sept à huit heures au maximum, car l'on sait que, pendant le sommeil, il y a un ralentissement général des fonctions organiques et par conséquent un ralentissement des combustions. Au lever, la lassitude, ressentie les premiers jours, ne tardera pas à s'atténuer, et bientôt à ne plus se renouveler. Du même reproche est passible la vie sédentaire dans la journée. Il importe donc, pour ceux qui y sont condamnés par leur position sociale, de tâcher d'y remédier par une promenade de quelques heures.

Comme pour l'alimentation graduellement diminuée, l'exercice devra être gradué, mais en sens inverse, au début assez modéré, puis chaque jour progressif, en devenant de plus en plus prolongé, sans qu'on arrive à la fatigue exagérée.

Quels sont les modes d'exercice dont on tirera le plus de profit ? Tous, ou presque tous, ont des avantages, depuis le simple travail manuel de bêcher ou de scier du bois, jusqu'aux manœuvres plus compliquées des exercices de marche, de l'escrime et de la gymnastique.

La *marche* est la première à recommander. Elle peut être réglée à volonté et elle ne le sera utilement que si l'on en augmente la durée chaque jour, faisant succéder, autant qu'on le pourra, les marches rapides au pas gymnastique et l'ascension des collines aux courses en terrain plat, par lesquelles on s'entraînera d'abord.

Ces marches, tout en étant rapides, ne seront pas exécutées jusqu'à une forte fatigue et ne devront occasionner ni essoufflement, ni palpitations, ni sudations profuses, ce qui a souvent lieu dans les premiers jours. Dans ce cas, il est prudent d'en modérer tout d'abord l'allure et, peu à peu, on arrive à les exécuter sans que ces sudations se produisent avec excès. Ces marches forcées, accompagnées de sudations, sont, il est vrai, un moyen de déterminer un prompt amaigrissement et une notable perte de poids, mais elles présentent, si elles sont trop souvent répétées, des inconvénients qu'il faut éviter. Elles ne seront donc pas trop rapprochées et seront faites le matin, à jeun de préférence, sans être de longue durée. Une diminution journalière de 1.500 à 2.000 grammes est une perte de poids qu'il est bon de ne pas dépasser.

L'escrime, auquel il est facile de se livrer sans dommages pour ses occupations ordinaires, est un exercice musculaire de grande utilité. On le mettra en pratique chaque jour, par séances de deux ou trois reprises chacune, et d'une façon méthodique et ininterrompue. L'obèse ne manquera pas d'avoir recours à la *gymnastique,* en associant les deux méthodes française et suédoise.

Tout aussi utile est l'*équitation,* qu'on ne manquera pas de faire quotidiennement pendant une heure et demie à deux heures. Elle contribue fortement à l'amaigrissement et nullement à augmenter la polysarcie, comme on l'a écrit à tort, en citant comme exemple l'obésité de quelques officiers de cavalerie. Si le fait est exact pour quelques officiers supérieurs, cela tient à leur régime alimentaire et non à l'exercice du cheval. N'est-il pas très rare que l'on observe l'obésité chez les professionnels de l'équitation, les écuyers de cirque, les jockeys ?

A ces trois modes d'exercice, dont on peut intervertir l'ordre, principalement pour la marche et l'équitation, faites le matin à jeun, on associera la *natation* quand la saison s'y prêtera et le *canotage,* utilisé dans le même but, et cela d'autant mieux qu'il est un excellent agent de mobilisation musculaire.

Quoique ne mettant pas en jeu la totalité des muscles, la *bicyclette* est à recommander, à la condition de ne pas faire des courses de grande vitesse et de s'abstenir de gravir les montées. Elle a cet avantage d'accélérer la respiration et la circulation et d'augmenter ainsi les dépenses organiques. On la préférera au *tricycle,* qui n'atteint pas ou dépasse le but que l'on poursuit. Conduit à petite allure, il n'est qu'un simple véhicule peu mobilisateur; conduit à grande allure, outre les dangers qu'il offre, il nécessite des efforts parfois trop exagérés.

Ces différents exercices, chez les sujets en puissance d'hémorroïdes, ne devront, bien entendu, être mis en pratique que si la maladie ne traverse pas une période d'acuité ou s'il n'existe pas quelques complications (gonflement des tumeurs, douleurs aiguës, hémorragie, etc.).

Comme pour les exercices physiques, l'ordre et la mesure doivent présider aux travaux de l'esprit et de l'intelligence. Un travail intellectuel continu, fait avec excès, a le double inconvénient d'imposer le plus souvent une vie sédentaire, ce qui est néfaste pour les hémorroïdaires, et d'amener un surmenage nerveux, prédisposant ainsi à d'autres affections de la grande famille névropathique. Aussi est-il nécessaire que les obèses règlent avec soin les heures de travail intellectuel et les exercices physiques. De cette conduite ils tireront le bénéfice de ne pas entraver les résultats obtenus par l'observation de leur régime alimentaire et de la pratique de l'exercice, et ils seront plus dispos pour continuer ou entreprendre les travaux, qui demandent l'application de leurs facultés intellectuelles.

§ 4. — HYDROTHÉRAPIE

Comme adjuvant des préceptes que je viens d'exposer, l'*hydrothérapie* présente une ressource d'avantages qui ne sont pas négligeables, car elle a la propriété d'accroître les dépenses organiques.

« Elle exerce, dit Beni-Barde, une action prépondérante sur la circulation capillaire, sur la transpiration cutanée, sur les sécrétions et sur la plupart des fonctions qui, dans l'obésité, sont si profondément altérées. » Cet auteur conseille de préférence la méthode dans laquelle les applications froides jouent le principal rôle; elle est plus facile à suivre longtemps, plus commode à appliquer et plus efficace.

Les *bains froids* de courte durée et les *lotions froides,* répétées plusieurs fois dans la journée, sont utilisables, à la condition que la réaction consécutive soit assez prononcée, ce que l'on peut obtenir par des frictions sèches et par le massage.

Les *bains de mer* peuvent n'être pas inutiles si, malgré la stimulation de nutrition qui résulte du séjour dans l'atmosphère maritime, on ne se départ pas du régime alimentaire restreint, renforcé de la pratique des autres exercices.

La *douche* et les *affusions froides,* assez indiquées, seront données après un exercice un peu violent ou tout du moins prolongé, qui a souvent l'avantage de produire la sudation, ce qui est une cause de perte de calorique et par conséquent de dépense nutritive.

§ 5. — CURE THERMALE

Un certain nombre de stations d'Eaux minérales sont préconisées pour lutter contre l'embonpoint ou pour le prévenir. Telles sont, parmi les *eaux sulfatées sodiques et magnésiennes,* Marienbad, Vichy, Tarasp-schuls, et, parmi les *eaux indéterminées,* Brides, Châtel-Guyon, Bagnoles-de-l'Orne, Montmirail, Carabana, Villacabras.

Il n'est pas douteux que ces eaux soient des adjuvants des autres préceptes hygiéniques, mais elles ne tiennent qu'une place secondaire à côté du reste du régime sévère auquel on soumet les obèses, et c'est à l'ensemble de ce régime, qui n'est pas toujours sans danger si un amaigrissement rapide est obtenu par l'intensité de la cure, qu'il faut attribuer la réduction de l'embonpoint.

CHAPITRE VIII

HYGIÈNE DU CARDIAQUE HÉMORROIDAIRE

§ 1. — REMARQUES PARTICULIÈRES

« Nul organe, a écrit le professeur Potain, ne tient autant que le cœur tous les autres sous sa dépendance, la circulation étant partout la condition essentielle de la vie même et de toute activité fonctionnelle. » Aussi n'est-il aucun genre de maladies où l'hygiène ait à intervenir davantage et doive être réglée avec plus de soin que dans les maladies du cœur.

Or. les hémorroïdes sont assez souvent une complication de ces maladies. Il est donc de toute importance que le cardiaque hémorroïdaire s'astreigne, soit pour prévenir une poussée congestive veineuse, soit pour en atténuer les manifestations, si elle s'est déjà produite, soit pour aider à sa disparition, à observer les préceptes d'une hygiène bien ordonnée, dont l'action devient plus efficace, à mesure qu'elle se prolonge, ce qu'on n'obtient pas avec les moyens thérapeutiques. Cette ligne de conduite aura pour effet de contribuer au rétablissement de l'équilibre circulatoire, qui n'est assuré que par le commun accord du cœur et des systèmes vasculaires périphériques.

Il importe avant tout d'éviter tout ce qui est susceptible de stimuler outre mesure la circulation générale, soit physiquement, soit moralement, et de suivre avec régularité un régime diététique, qui doit être en même temps tonique sans être excitant, la nécessité de soutenir les forces du cœur et celle des vaisseaux s'imposant dans nombre de cas.

Une hygiène prophylactique bien réglée chez les enfants et chez les adolescents, particulièrement à la suite d'atteintes de maladies infectieuses, d'anémie, et chez les prédisposés aux lésions cardiaques par une hérédité défectueuse, est de la plus grande utilité pour prévenir le développement de l'une ou l'autre de ces lésions et l'apparition de complications, au nombre desquelles prennent rang les hémorroïdes. Cette hygiène comprend des prescriptions qui sont du domaine de l'hygiène sociale des cardiaques, quel que soit leur âge, et qui n'ont pas à être envisagées dans cette étude restreinte, laquelle doit se borner à ne considérer, chez les cardiaques atteints d'hémorroïdes, que ce qui a trait au régime alimentaire, aux exercices physiques et à l'hydrothérapie. Toutefois, avant d'entrer dans les détails que réclame chacun des chapitres consacrés à ces différents points, j'attirerai l'attention sur quelques considérations générales, communes à tous les cardiaques hémorroïdaires.

Toute personne atteinte d'une maladie du cœur, si minime soit-elle, fera en sorte, autant que cela sera possible, de ne pas habiter ou séjourner dans une région où l'on note de brusques variations de la température et où la température est excessive. Les grandes chaleurs, comme le grand froid, sont incompatibles avec une respiration normale et provoquent des étouffements ou bien exposent à des complications, à la rupture de l'équilibre circulatoire dans la canalisation vasculo-cardiaque endommagée, à des congestions, dont le système veineux hémorroïdal est loin d'être à l'abri.

C'est ce qui arrive dans les climats froids et humides et là où les brouillards sont journaliers, le cœur étant forcé de lutter contre la vaso-constriction périphérique et ne parvenant pas toujours à équilibrer le cours de la circulation. Les climats à choisir sont ceux où la température est modérée et peu variable. Les pays plats ou peu collineux sont ceux qui conviennent le mieux dans ces circonstances et doivent être préférés aux stations d'altitude, surtout si elles dépassent 500 mètres, les hautes stations favorisant les congestions veineuses.

Même contre-indication existe en ce qui concerne le séjour au bord de la mer pour un certain nombre de cardiaques, car les changements de température y sont fréquents et trop excitants, comme cela a lieu sur les plages de Normandie et de Bretagne, qui ne sont pas exemptes d'humidité. Si, à la rigueur, à certaines époques de l'année, le littoral de l'Océan et celui de la Méditerranée sont tolérables, ils sont l'un et l'autre loin de valoir le séjour en pleine campagne et à température modérée.

Comme pour le climat, on se montrera aussi judicieux dans le choix de l'habitation, dont l'orientation au midi ou à l'ouest, la situation dans un endroit sec et abrité des vents seront les meilleures conditions à réaliser. On se gardera donc des habitations de vallées, toujours pleines de brouillards, des rez-de-chaussées, des entresols trop bas et mal aérés et des salles publiques, théâtres, cafés, cercles, où l'on ne respire que miasmes et fumées.

L'intérieur de l'habitation, composée de larges pièces bien aérées et pas humides, présentera une température modérée et régulière, ce qui permet de ne pas porter des vêtements trop chauds, ces derniers ayant l'inconvénient de gêner la respiration et de troubler la circulation. Pour le repos de la nuit, matelas de laine, oreiller de crin, couvertures de laine, sans édredon, sont le matériel de literie à préférer.

§ 2. — RÉGIME ALIMENTAIRE

L'alimentation présente une importance de premier ordre dans l'hygiène des cardiaques hémorroïdaires. Mal réglée ou vicieuse, elle n'engendre pas seulement des troubles gastro-intestinaux variés, mais encore, par suite des relations qui existent entre le cœur, le foie et les reins, elle devient une des causes des perturbations de la circulation et des congestions passives, provocatrices de la maladie hémorroïdaire.

Il n'entre pas dans notre plan de passer en revue les différentes méthodes d'alimentation préconisées contre les diverses cardiopathies, ni de reproduire les prescriptions alimentaires qu'elles réclament. Comme pour toutes les affections d'origine arthritique, le rappel des éléments qui sont nuisibles aux cardiaques hémorroïdaires retiendra seul notre attention.

A part les cas où le régime lacté exclusif, dont les avantages ne sont pas indéniables dans certaines circonstances, est seul indiqué, ce régime doit céder le pas au régime lacté mixte chez une catégorie de cardiaques. Les repas devront se composer, outre le lait pris dans leur intervalle à la dose de un litre et demi à deux litres, de viande en petite quantité au repas de midi seulement, de légumes en purée, de potages au lait et tapioca, semoule, farine de riz, etc., exclusion faite des aliments gras en excès, des viandes faisandées, des poissons de mer gras et des conserves. D'ailleurs le mieux est de se conformer au régime, dans lequel il est interdit de faire rentrer les aliments indiqués ci-dessous, si l'on veut obtenir du régime le meilleur résultat possible.

Aliments interdits :

Viandes rouges en excès, viandes noires, viandes faisandées (chevreau, agneau) ;

Poulardes grasses, oies ;

Charcuterie ;

Abats, foie gras ;

Poissons de mer gras (tanche, maquereau, saumon), poissons salés, conservés, poissons gras de rivière (anguilles, carpes, aloses) ;

Potages gras (peu de bouillon et de soupe) ;

Substances grasses (beurre, graisse, saindoux, huiles de poisson) ;

Pâtes alimentaires (vermicelle, macaroni, nouilles) ;
Légumineuses (haricots, pois, lentilles, betteraves, navets, carottes, pommes de terre) ;
Sucre et sucreries, pâtisseries ;
Fruits sucrés (pêches, abricots, prunes, melons, poires, cerises douces) ;
Vins sucrés (champagne, bières, liqueurs) ;
Boissons alcoolisées (Elles entraînent une usure organique générale et la caducité prématurée de la canalisation cardio-vasculaire. — PETER) ;
Café et thé (sauf en très petite quantité) ;
Tabac.

L'hygiène alimentaire ne comprend pas seulement le choix des aliments en tant que qualité; elle doit aussi, pour n'être pas défectueuse, présider à la quantité, laquelle sera telle qu'il n'en résulte pas une augmentation de la tension artérielle. Les repas ne seront donc jamais copieux et le meilleur moyen d'obéir à ce précepte est d'en augmenter le nombre, tout en laissant entre eux quatre heures au moins d'intervalle. Donc pas d'aliments solides en excès et, sans diminuer la quantité de liquide habituelle, il vaut mieux se contenter de deux à trois verres de liquide à chaque repas, pour éviter la dilatation de l'estomac, en complétant la dose ordinaire par quelque boisson prise deux heures après le repas.

Une précaution indispensable à prendre, autant pour diminuer la pression dans le système veineux abdominal que pour prévenir une fluxion hémorroïdale, consiste dans l'absence de tout effort de défécation

tion. Une garde-robe molle et facile devra être obtenue chaque jour en la provoquant régulièrement à la même heure et en l'aidant, au besoin, de lavements au miel, à la glycérine et de laxatifs non irritants.

§ 3. — EXERCICES PHYSIQUES

Théoriquement, les exercices ne sont pas contre-indiqués chez les cardiaques hémorroïdaires, à la condition que le travail musculaire, qu'ils nécessitent, soit peu intense et qu'il ne soit pas mis rapidement en œuvre. KAUFFMANN, dans un excellent travail relatant les expériences auxquelles il s'est livré, croit devoir émettre les conclusions suivantes :

« 1° L'exercice musculaire modéré facilitera la circulation générale en augmentant simultanément et parallèlement le débit cardiaque et le débit artériel périphérique ;

« 2° L'exercice musculaire violent, sans entraînement préalable, est rapidement accompagné de l'impuissance du cœur. Les systoles cardiaques, malgré leur fréquence extrême, restent insuffisantes pour alimenter convenablement le système artériel, fortement dilaté à sa périphérie par le fonctionnement musculaire ;

« 3° L'entraînement progressif agit non seulement en augmentant la puissance et la résistance à la fatigue des muscles de la vie animale, mais surtout en adaptant graduellement la puissance de contraction du muscle cardiaque aux lésions circulatoires du système locomoteur. »

En résumé, l'exercice modéré, peu intense, sans

grand effort musculaire, favorise le bon fonctionnement de l'organisme et a un effet salutaire sur la nutrition musculaire. Quel qu'il soit, cet exercice devra être tel qu'il n'occasionne ni essoufflement, ni palpitations. Quels sont les exercices qui répondent le mieux à ces conditions ?

La *marche* convient bien aux cardiaques hémorroïdaires, car elle est l'un de ceux qui permet le plus de la régler suivant les sensations provoquées et sans qu'on arrive, malgré soi, à faire des efforts qui seraient nuisibles. Il n'y a donc pas danger de surmenage inconscient, surtout lorsqu'elle est exécutée sur des terrains en pente, de préférence même aux terrains plats, où elle demande, pour être aussi efficace, un peu plus d'efforts et plus d'accélération. On évitera toutefois de l'effectuer à de grandes hauteurs, ce qui interdit toute ascension de montagne, déjà contre-indiquée par l'altitude incompatible avec une lésion cardiaque.

Il est cependant une exception à faire en faveur de quelques malades dont la lésion est minime et qui ont déjà subi un certain entraînement. Ce sont ceux qui sont obèses et dont l'embonpoint a déjà diminué. Pour eux, la marche pourra être de plus longue durée, à allure plus rapide et même sur terrains à pentes plus élevées, à la condition que la fin de la course ne s'accuse pas par de la fatigue ou un malaise quelconque.

Au contraire de la marche, *la course* et *tout exercice identique*, ou du moins tout exercice qui appelle des efforts répétés, doivent-ils être proscrits.

C'est pour les mêmes raisons que la *gymnastique en général* n'est guère recommandable. S'il en est ainsi pour la gymnastique française, pour la gymnastique aux agrès ou de suspension, pour la gymnastique anglaise, peut-être faut-il être moins sévère pour la *gymnastique suédoise,* qui favorise la circulation périphérique. C'est, en réalité, un précieux mode de traitement, comme on le constate sur les malades des Instituts de gymnastique mécanique à Stockolm. Il sera toutefois prudent de ne s'y adonner qu'après un entraînement progressif et si l'on n'a jamais éprouvé pendant les exercices de la dyspnée ou des palpitations.

L'escrime, l'aviron, la bicyclette, sont des exercices qui entraînent des efforts souvent plus intenses qu'on ne voudrait les faire. Aussi est-il préférable, pour les porteurs de lésions cardiaques organiques, d'abandonner ces genres de sport, quoiqu'ils ne soient pas défendus par quelques médecins chez les cardiaques obèses.

Les cardiaques doivent toujours se rappeler qu'on peut quelquefois se trouver forcé, par les circonstances, de fouler aux pieds le précepte de l'allure modérée.

L'équitation qui, comme la bicyclette, n'est pas toujours sans inconvénient pour la maladie hémorroïdaire, ne paraît pas, de prime abord, bien dangereuse, car elle ne donne pas lieu à un surmenage musculaire. On a cité des exemples de professionnels cardiaques qui ne présentaient aucun accident, grâce à un entraînement progressif et à une sorte d'adaptation leur permettant de n'omettre aucune des évolutions propres à leur profession. Ce sont là des exceptions, et il n'est pas prouvé que la lésion du cœur ou de l'aorte, malgré l'absence d'essoufflement ou de suffocation, n'ait pas été pour eux une cause de mort anticipée. Aussi l'équitation me semble-t-elle ne devoir être tolérée que comme promenade d'agrément, qui ne comprendra ni allure rapide, ni courses prolongées, ni sorties en temps de pluie et de grand vent.

Si le surmenage physique a un retentissement néfaste sur le cœur, il en est de même du *surmenage moral*. Sous son influence, le cœur subit le contre-coup des émotions, qu'elles soient gaies ou tristes, faibles ou violentes. Il importe donc que les cardiaques ne s'adonnent pas à des excès de travail, à des veilles prolongées, à des entreprises qui occupent entièrement leur cerveau. En un mot, la tranquillité paisible du moral doit marcher de pair avec celle du physique, réglée d'après les données que je viens de rappeler.

§ 4. — HYDROTHÉRAPIE

Seuls *les bains tièdes*, ne dépassant pas une température de 35 à 37°, pris une fois par semaine, d'une durée de quinze à vingt minutes, et suivis de frictions légères, sont acceptables pour les cardiaques, les bains trop chauds, comme les températures élevées, donnant lieu à des palpitations, à des suffocations, voire même aux syncopes.

Quant à *l'hydrothérapie* comme moyen hygiénique,

il ne doit guère en être question. A part quelques exceptions se rapportant à des malades habitués aux douches, aux affusions froides, l'*hydrothérapie froide* doit être proscrite. Tout au plus peut-elle être remplacée par l'*hydrothérapie tiède* à 33 ou 35°, en refroidissant progressivement, mais sans aller en deçà de 28°. En tout cas, il faut être prévenu que l'hydrothérapie ne peut être appliquée dans toutes les périodes des maladies cardiaques et que, si elle atténue l'acuité de certains symptômes, elle ne guérit jamais et que l'on doit se montrer très réservé dans son emploi.

CHAPITRE IX

HYGIÈNE DE L'ALBUMINURIQUE HÉMORROIDAIRE

§ 1er. — REMARQUES PARTICULIÈRES

Personne ne méconnaît le rôle de l'hygiène chez les malades atteints d'albuminurie, et ses règles demandent à être d'autant mieux appliquées qu'aucune médication ne guérit l'albuminurie, dont les causes (maladies infectieuses, maladies de la nutrition) sont multiples et dont, parmi ses complications, se montrent fréquemment la constipation et, à la suite, l'existence d'hémorroïdes.

Outre les moyens de prévenir et de combattre cette constipation, que j'indiquerai ultérieurement, il est une précaution à ne pas négliger, c'est d'obtenir le meilleur fonctionnement possible des voies digestives, car leur perturbation peut être la cause d'aggravation de la maladie et l'un des agents provocateurs de l'urémie, toujours à redouter.

Comme le fait remarquer le Dr Springer (1), en y insistant tout spécialement, les voies digestives, chez

1. — Dr Springer : *L'Hygiène des Albuminuriques*, 1 vol. Paris, 1912.

les albuminuriques, fonctionnent souvent d'une façon anormale. On doit donc s'attacher à modifier le mauvais fonctionnement à la faveur duquel se créent les intoxications et, pour cela, la première condition à remplir est de bien apprécier la capacité digestive de chaque malade, qui servira de guide dans la prescription des aliments en quantité et en qualité.

La connaissance de cette capacité digestive permet de régler le dosage des aliments, en s'opposant aux fautes que certains albuminuriques, sous prétexte d'augmenter leurs forces, ont de la tendance à commettre en se suralimentant inconsciemment, ce qui a pour conséquence de déterminer du surmenage et des intoxications. Mais il est non moins important que la quantité des aliments représente le nécessaire pour la ration d'entretien.

Ainsi que je l'ai signalé pour toutes les catégories d'arthritiques hémorroïdaires, quelques recommandations d'ordre général, qui sont loin d'être négligeables, entrent en ligne de compte dans l'ensemble du régime que doit s'imposer l'albuminurique hémorroïdaire. Une bonne mastication est de ce nombre : incomplète, elle s'oppose à la digestion, favorise la stase des aliments et provoque de l'intoxication. L'albuminurique ne se rendra donc pas coupable de cette tachyphagie, trop commune même dans l'état de santé.

Un repos après les repas, dans la position étendue, surtout pour les sujets nerveux, est de bonne conduite, pour que la circulation des reins ne subisse pas de pression ; il sera maintenu une demi-heure ou trois quarts d'heure au plus, une période d'activité musculaire étant nécessaire après le repas de midi ; on se contentera d'une sieste sommeillante de quelques minutes seulement, si elle doit faire éviter une réaction malfaisante qui, chez quelques personnes, se produit en l'absence de ce sommeil de courte durée. Après le repas du soir, il est de toute nécessité de s'opposer au sommeil et de lutter contre la tendance à s'endormir, sous peine de s'exposer à une nuit d'insomnie, troublée par les malaises d'une digestion incomplète. On ne s'abandonnera donc au sommeil de la nuit que deux heures et demie après le dîner.

Si l'entérite, que l'on maîtrise sans trop de difficultés par une médication appropriée, est une complication de l'albuminurie, beaucoup plus fréquente est la *constipation,* dont les causes sont nombreuses. Tout albuminurique hémorroïdaire ne peut trop y penser, pour la prévenir ou la combattre. Divers moyens, très simples, sont efficaces pour répondre à ces indications. Quelques malades sont enclins à faire usage du tabac, qui provoquerait les garde-robes ; il est préférable de ne pas y avoir recours, d'abord parce que cet effet n'est ni constant, ni durable, et ensuite parce que la nicotine, plus ou moins absorbée, est un congestionnant cérébral et pour eux un poison dangereux.

La régularité à se présenter à la selle est l'un des moyens à employer et, je pourrais ajouter, l'un des plus efficaces. Il forme la base de tout traitement de la constipation, car, sous l'influence du système nerveux, l'intestin arrive à être discipliné avec une périodicité presque mathématique, comme le démontre l'éveil régulier et à heure à peu près fixe des mouvements péristaltiques de l'intestin.

Les évacuations intestinales pourront, d'ailleurs, être facilitées par l'emploi d'agents inoffensifs tels que les suppositoires, les lavements glycérinés, les lavements d'huile d'olive, l'application de serviettes humides sur la paroi abdominale, les applications hyperthermiques sur la région du foie, ainsi que les massages de cette région..., simples moyens divers, de beaucoup préférables à tout l'arsenal thérapeutique, laxatif et purgatif, qui n'est pas sans inconvénient pour l'albuminurique.

Du port des vêtements l'albuminurique ne se désintéressera pas, car il ne prendra jamais trop de précautions pour éviter un refroidissement, qui peut être la cause occasionnelle d'une affection pulmonaire, d'une néphrite ou d'une névralgie. Ce sont surtout les brusques refroidissements qu'il aura à redouter et qui se produisent au dehors, en pleins courants d'air, au dedans par le passage d'une chambre bien chauffée à une pièce froide. Il portera donc des vêtements chauds, pas lourds, et n'en portera pas trop, ce qui est une exagération commune aux malades. Ces vêtements seront conservés l'été au moins en partie, car c'est dans cette saison où l'on est le plus exposé aux brusques refroidissements. Des bas et des chaussures appropriés à la saison et aux variations du temps mettront à l'abri du froid aux pieds. La nuit, il se vêtira de vêtements de laine ou de flanelle, la tête couverte et les pieds près d'un sac en caoutchouc d'eau chaude, le visage seul exposé à l'air, qui pourra être renouvelé sans danger.

Le choix de l'habitation n'est pas également une vaine prudence, s'il y a moyen de le faire. Exposée au midi, bien aérée, à l'abri de l'humidité et des vents, elle répondra ainsi aux conditions de bonne hygiène, si l'on a la précaution d'y entretenir une chaleur modérée, 18 à 20°, non par les poêles mobiles à combustion lente, qui sont des agents d'intoxication, ni par les calorifères à eau chaude et à vapeur, qui dessèchent l'air, mais par le chauffage au bois de la cheminée.

Enfin, il n'est pas hors de propos de se préoccuper de l'hygiène cérébrale et morale. Le malade évitera tout surmenage du cerveau, car l'une de ses conséquences est sa participation à l'intoxication. S'il ne doit pas supprimer tout travail, il devra tout au moins le restreindre dès que les premiers signes de l'insuffisance urinaire se seront montrés. Il faut s'en tenir au minimum de travail intellectuel et, pour ce qui est de l'hygiène morale, se soustraire le plus possible aux exigences et aux manifestations de la vie sociale, trop souvent contraires aux préceptes d'une saine hygiène.

§ 2. — RÉGIME ALIMENTAIRE

Les règles qui doivent présider à l'alimentation des albuminuriques, par le régime lacté, absolu ou mixte, et par les régimes successifs qui peuvent être conseillés, n'ont pas à être envisagées dans ce travail, l'exposé des aliments nuisibles et à déconseiller étant le seul point que je me suis proposé de mettre en relief.

Aliments nuisibles :

Viandes rouges (surtout bœuf et veau) ;
Bouillons de viandes ;
Charcuterie ;
Gibier faisandé ;
Tous les poissons (sauf merlan, rouget, cabillaud frais, sardines fraîches) ;
Pain (sauf pain grillé) ;
Œufs et aliments contenant du blanc d'œuf (crèmes, brioches, biscuits, échaudés) ;
Aliments fumés, épicés ;
Sauces irritantes ;
Mollusques ; Crustacés ;
Légumes (choux, choucroute, asperges, champignons, épinards, artichauts, oseille, tomate, rhubarbe, cresson) ;
Fromages fermentés (Gruyère, Roquefort) ;
Boissons et liqueurs alcooliques ;
Cidre, bières.

§ 3. — EXERCICES PHYSIQUES

La question de l'exercice, pour les albuminuriques, mérite d'autant plus d'être envisagée que l'accord, à ce point de vue, n'est pas unanime entre les médecins. Cette divergence d'opinion s'explique par ce fait que l'exercice, intéressant directement le cœur et le rein, on lui a attribué des méfaits survenus à la suite d'un excès de cet exercice et qu'on l'a accusé d'avoir été le promoteur d'attaques d'urémie et même de mort subite.

Il n'est certes pas niable qu'un exercice musculaire immodéré n'est pas sans danger, mais l'exercice bien compris et bien réglé d'après l'âge, le tempérament du sujet, la période de la maladie, peut être d'une certaine utilité. Toutefois le malade devra s'abstenir de se livrer à tout exercice capable de causer de la fatigue et d'amener de l'essoufflement, et qu'il soit bien convaincu que les exercices prolongés sont nuisibles par les intoxications qu'ils déterminent et dangereux par leur action sur le cœur et sur la canalisation artério-veineuse.

La *marche*, modérée, ne sera effectuée que sur terrain plat, d'une durée d'une heure dans la matinée et de quantité égale dans l'après-midi.

L'*équitation* ne sera autorisée que si l'on en a l'habitude et à la condition qu'elle ne revête pas le caractère des grandes allures et que la température ne soit pas froide.

La *bicyclette* n'est acceptable que si l'on s'en sert comme simple exercice de promenade, sans se laisser entraîner à faire de la vitesse ou des efforts.

L'*escrime*, l'*aviron*, la *gymnastique française* doivent être proscrits. La *gymnastique suédoise* n'est pas contre-indiquée, mais elle ne comprendra d'abord que des mouvements passifs et plus tard des mouvements actifs, si on en a constaté les avantages. (*Voir*

Hygiène de l'Arthritique, p. 25.) De la *gymnastique pulmonaire* le malade peut retirer des effets salutaires.

§ 4. — HYDROTHÉRAPIE

Comme la peau joue un rôle des plus importants chez l'albuminurique, on se rend bien compte de l'utilité de la *balnéothérapie* comme moyen hygiénique. Mais il faut être prévenu qu'elle doit être bien réglée, très surveillée et prudemment dirigée. A ces conditions, les *bains chauds*, à la température de 36° et d'une durée de quinze minutes, peuvent être prescrits, de même que les *douches chaudes* courtes, que l'on refroidit progressivement, et la *douche écossaise*, sans être suivies les unes et les autres de frictions. Les *douches froides*, ainsi que *les bains de mer*, sont interdits.

Comme complément du régime hygiénique de l'albuminurique hémorroïdaire, la climatologie devrait être envisagée ; mais cette question du climat à choisir, ainsi que celle des voyages en chemin de fer et des excursions en automobile, qui ne sont pas exempts d'inconvénients, sont trop complexes pour pouvoir être discutées en quelques pages. Leur étude rentre dans le domaine des traités d'hygiène.

§ 5. — CURE THERMALE

Les cures thermales, dont les malades sont en droit de bénéficier et dont l'indication est légitime pour les sujets menacés d'accidents se rattachant à l'albuminurie, sont un des points délicats de l'hygiène de ces malades. Elles ne doivent être conseillées qu'avec la plus grande prudence, car, à côté des heureux résultats que l'on a signalés, on a eu parfois à déplorer une aggravation de la maladie, due à une application défectueuse du traitement hydro-minéral et à une contre-indication de ce traitement. On ne devra donc le mettre en pratique que sur l'avis du médecin, qui aura pesé toutes les conséquences de ce genre de cure.

Saint-Nectaire est l'une des stations les plus recommandées.

Parmi les autres stations, nous citerons :

Contre l'albuminurie d'origine digestive et hépatique : Vichy.

Contre les troubles gastro-intestinaux : Châtel-Guyon.

Contre les troubles circulatoires : Royat, Bourbon-Lancy.

Contre les accidents nerveux : Néris, Bagnères-de-Bigorre.

Contre l'albuminurie des obèses : Carlsbad, Marienbad.

Contre les lésions légères : Evian, Thonon.

CHAPITRE X

HYGIÈNE DE L'ASTHMATIQUE ET DE L'EMPHYSÉMATEUX HÉMORROIDAIRES

§ 1. — REMARQUES PARTICULIÈRES

Dans le cadre nosologique, l'asthme est une pure névrose et, malgré ses nombreuses variétés cliniques, constitue une affection morbide nettement délimitée, qui ne semble être justiciable que d'une hygiène thérapeutique, mais, par son retentissement sur les systèmes pulmonaire et cardiaque, il peut en résulter des désordres qui atteignent la circulation artérielle et la circulation veineuse; c'est pour ces raisons qu'une hygiène prophylactique lui est applicable.

Cette hygiène dérive des causes provocatrices des accès, et, comme sa parenté avec l'arthritisme et ses modalités n'est pas discutable, il est certaines règles hygiéniques qui s'imposent à ceux qui sont sujets à ces accès. Ces règles méritent d'être présentées en quelques lignes. Il est de notoriété courante que quelques climats provoquent ces accès ou les multiplient. Quels sont ces climats ? L'asthmatique seul peut y répondre et lui seul, se substituant à toute hypothèse scientifique, peut, d'après son expérience, choisir le climat qui lui est le moins défavorable. Tel sujet n'est à l'abri de ses attaques que dans une localité à air sec; tel autre dans une atmosphère humide : vallées, bord de la mer, ou près d'une rivière. Celui-ci doit rechercher une demi-altitude; celui-là la campagne, le voisinage des forêts de pins. Chez les uns, les accès sont rares dans les habitations des grandes villes et au milieu de l'agitation mondaine; chez les autres, l'isolement calme et tranquille est nécessaire. On peut cependant poser en principe que tout asthmatique et tout emphysémateux hémorroïdaires doivent éviter les températures extrêmes, vivre dans une atmosphère aussi égale que possible, soit au dehors, soit dans des pièces assez vastes, fréquemment aérées et non surchauffées, et se mettre à l'abri des odeurs, des parfums, des vapeurs et des poussières dont ils ont reconnu la nocuité.

A ces considérations générales s'ajoute en les primant l'observance de préceptes hygiéniques se rapportant au régime alimentaire, à l'exercice et à l'hydrothérapie.

§ 2. — RÉGIME ALIMENTAIRE

Bien que ce régime n'ait pas, il est vrai, pour l'asthmatique, la même importance que pour les dyspeptiques, les obèses et les cardiaques, il est avantageux d'être prévenu que les excès de nourriture lui sont doublement contraires, car les voies digestives ne sont pas seules à en souffrir. Par le fait de digestions irrégulières et difficiles, il se produit un retentissement sur le système circulatoire et sur les voies respiratoires. L'asthme d'origine dyspeptique n'est pas à mettre en doute chez quelques personnes, et on voit assez souvent la diversité des affections gastro-intestinales tourmenter fréquemment les malades, et les accès être précédés de troubles digestifs. Ces troubles s'accusent par du tympanisme, une digestion lente, douloureuse, avec alternative de diarrhée et de constipation, parfois une perturbation fonctionnelle simulant une indigestion. Aussi, en présence de ces accidents prémonitoires de l'accès, a-t-on pu dire qu'il existait un asthme gastrique ou un asthme dyspeptique.

L'asthmatique doit donc ne pas se départir d'un régime alimentaire bien coordonné, dans lequel la quantité et la qualité des aliments seront soigneusement mesurés et choisis, car un excès d'aliments et leur qualité indigeste sont les deux facteurs qui entrent en cause dans la provocation de l'accès : l'excès par distension de l'estomac et refoulement du diaphragme et des organes thoraciques, et la qualité indigeste par la perturbation de la digestion.

Chez les sujets prédisposés, l'heure du dîner ne doit pas être trop retardée ; le repas ne sera pas trop copieux, plutôt même léger, et composé d'aliments faciles à digérer, car il n'est pas rare qu'un accès d'asthme survienne la nuit après une digestion lente et difficile. Tout en se conformant au régime exposé plus bas (*voir p. 107*), l'asthmatique choisira, en définitive, une nourriture qui supprime ou au moins réduise en grande partie les fermentations anormales du tube digestif et, comme les malades atteints de dyspepsie flatulente, se privera de toute substance capable de produire du tympanisme, si fréquent chez lui, soit comme accident révélateur du futur accès, soit même dans l'intervalle des accès par accumulation de gaz intestinaux.

Floyer, qui s'est longuement étendu sur les règles hygiéniques propres aux asthmatiques, a insisté sur la régularisation des fonctions digestives. Il bannit de la table les mets dont l'odeur, le goût ou l'action sur l'estomac peuvent provoquer des paroxysmes. « Les asthmatiques, dit-il, ne doivent avoir à leur dîner qu'un plat ou deux tout au plus, comme bœuf, mouton, veau rôti, volaille, gibier. Tous les oiseaux aquatiques sont pesants, visqueux, indigestes et d'un goût marécageux. Toutes les marinades, les sauces, les huîtres, les aliments salés et les viandes fumées sont très nuisibles. Les salades et les fruits sont trop froids et trop venteux pour la plupart d'entre eux. Les choux, les navets, les choux-fleurs, les haricots, leur causent aussi beaucoup de vents dans l'estomac. » En un mot, pour l'asthmatique, ni mets se digérant difficilement et produisant des fermentations exagérées, ni mets irritants ne doivent être ingérés.

Il en est de même des liqueurs alcooliques prises en excès, comme le démontre trop souvent l'irruption d'un accès dans la nuit qui a suivi un dîner trop copieusement arrosé. Mieux vaut même s'en abstenir complètement, surtout pour ceux qui ne supportent même pas, sans éprouver de la dyspnée, un peu de vin ou de bière. C'est du reste un avertissement dont il faut tenir compte. La régularisation des fonctions digestives, comme je l'ai déjà dit, est un précepte d'importance et commande de ne pas faire usage d'aliments susceptibles de déterminer de la diarrhée et encore moins de la constipation, cette dernière si nuisible aux hémorroïdaires, dont le nombre, chez les asthmatiques, est notable.

§ 3. — EXERCICES PHYSIQUES

Les exercices doivent faire partie, comme moyens prophylactiques, de l'hygiène des asthmatiques hémorroïdaires et, selon ce qui leur conviendra le mieux, ces malades pourront choisir entre la marche, l'escrime, la gymnastique, l'équitation, la bicyclette, le canotage, dont quelques-uns d'entre eux seront mis simultanément en pratique. Ils ne seront avantageusement utilisés que dans les cas où la maladie hémorroïdaire n'y met pas obstacle, jamais avec excès, et dans des conditions telles qu'ils n'occasionnent pas de la gêne respiratoire et qu'ils ne produisent ni une exagération des fonctions des voies respiratoires, ni un surmenage de la circulation cardio-artérielle. Ces exercices doivent être modérés, progressifs et proportionnés aux forces du malade.

§ 4. — HYDROTHÉRAPIE

Si l'asthme n'était qu'une pure névrose sans lésions concomitantes plus ou moins permanentes, *l'hydrothérapie* serait d'un utile secours comme moyen préventif des accès. Il est rare qu'il en soit ainsi. Aussi n'est-ce qu'avec circonspection qu'elle entrera dans le programme hygiénique de l'asthmatique, du moins pour certains auteurs, qui allèguent que les bains froids, les douches hydrothérapiques ou l'application du froid à la surface de la peau sont capables d'amener un accès d'asthme. Ce fait n'est pas contestable. Mais, en réalité, il ne se présente pas fréquemment ; pourtant, il y a lieu d'en tenir compte, et l'on comprend que l'on recommande de s'abstenir de ces pratiques, susceptibles de provoquer un accès d'asthme réflexe. Je dois cependant ajouter que quelques médecins, qui ont traité de cette variété de névropathie, estiment que le meilleur moyen de combattre ce nervosisme est d'avoir recours à l'emploi méthodique et longtemps prolongé de l'hydrothérapie. Pour eux, la douche froide exerce une action révulsive, d'autant plus manifeste qu'on s'y sera soumis dès le début de la maladie. Toutefois, on ne devra commencer cette pratique qu'avec une grande précaution et ne recourir aux douches froides énergiques que lorsque le malade est parfaitement acclimaté. « Dirigées dans les parties inférieures, dit BENI-BARDE (1), elles produisent une révulsion salutaire ; appliquées sur toute la surface cutanée, elles exercent une dérivation manifeste et dégagent l'appareil pulmonaire ; continuées pendant un certain temps, elles régularisent la circulation, apaisent l'irritabilité nerveuse et rétablissent l'équilibre dans tous les mouvements organiques. »

1. — Dr BENI-BARDE, *loc. cit.*, p. 803.

Telle était l'opinion du professeur BRISSAUD (1), qui reproduit les quelques lignes suivantes, écrites par un ecclésiastique averti, BOTTEY, tout en faisant remarquer cependant que ses conseils si expérimentés ne sont que de pure hygiène, et seulement d'hygiène générale. « Si les malades sont bien entraînés à l'hydrothérapie, il ne faut pas hésiter à les soumettre à la douche en pluie verticale ou à la douche circulaire, que l'on pourra faire alterner avec la piscine froide à eau courante de courte durée. Si ces procédés déterminent des phénomènes d'excitation, on s'en tiendra à la douche froide mobile générale, en percutant violemment les membres inférieurs et les pieds. Si l'eau froide ne peut être employée seule, par suite de manifestations arthritiques trop prononcées, on associera le calorique au froid, sous forme de douches écossaises, et on prescrira les immersions.

« Les pratiques hydrothérapiques *longtemps continuées* rendront de réels services dans le traitement de l'asthme. On voit, sous leur influence, les accès s'éloigner de leurs apparitions successives, diminuer d'intensité et de durée, et souvent même disparaître complètement. L'action de l'eau froide ne se fait pas moins sentir sur l'élément catarrhal, qui accompagne si fréquemment l'asthme, et en renforçant l'énergie du cœur et de la musculature intrinsèque des poumons, en combattant la congestion des glandes et de la muqueuse, elle s'oppose au développement de la

1. — Pr BRISSAUD : *L'Hygiène des Asthmatiques*, 1 vol. Paris, 1896.

bronchite chronique, de l'emphysème et de l'insuffisance tricuspidienne qui, dans certains cas, constitue le danger consécutif de cette névrose. *L'action de l'hydrothérapie sera d'autant plus efficace que l'on s'attaquera à l'affection à une époque plus rapprochée du début.* »

§ 5. — CURE THERMALE

L'état névropathique et l'élément catarrhal sont les deux états morbides contre lesquels les eaux minérales sont indiquées. Le cadre de cette étude ne me permet de mentionner que sommairement les stations thermales où les eaux sont utilisées avantageusement en bains et en inhalations, chacune d'elles devant correspondre à l'état général privé et aux manifestations arthritiques qui peuvent coïncider.

Chez les uns, il y aura indication de s'adresser aux *eaux bicarbonatées sodiques calciques :* Royat, Alet, Saint-Alban ; chez les autres, aux *eaux bicarbonatées chlorurées, arsénicales :* Le Mont-Dore spécialement; chez d'autres, aux *eaux sulfurées sodiques* ou *calciques :* Allevard, Cauterets, Saint-Honoré, Saint-Sauveur.

CHAPITRE XI

HYGIÈNE DE L'URINAIRE HÉMORROIDAIRE

§ 1. — REMARQUES PARTICULIÈRES

Dans le cours des maladies des reins, de la vessie, de la prostate et de l'urètre, il n'est pas rare de voir se produire des hémorroïdes. Elles sont assez fréquentes dans les altérations des reins qui sont cause d'ascite et qui produisent sur les intestins des phénomènes d'irritation (Daniel Mollière), mais on les constate surtout chez les malades atteints de cystite chronique, de calculs de la vessie, d'hypertrophie de la prostate et quelquefois de rétrécissement de l'urètre, à la suite des modifications survenant dans la circulation des plexus vésico-prostatiques en rapport avec les veines hémorroïdales et les plexus veineux du petit bassin.

En dehors des cas où il est indiqué de faire disparaître, par une intervention chirurgicale, la cause de la phlébectasie (ablation des calculs, de la prostate, etc., etc.), il se présente des malades assez nombreux, qui bénéficient largement non seulement d'un traitement bien approprié aux accidents que provoque leur affection, mais encore de l'observation rigoureuse de quelques règles hygiéniques. En se conformant strictement à ces règles, on se place dans les meilleures conditions pour prévenir les poussées hémorroïdales et même certaines complications redoutables.

Ces règles se rapportent au meilleur régime alimentaire à suivre et à des prescriptions d'hygiène générale concernant l'exercice et l'hydrothérapie.

§ 2. — RÉGIME ALIMENTAIRE

Le régime alimentaire occupe une place assez importante dans l'ensemble des prescriptions à observer par les malades. Viennent-elles à être négligées, il n'est pas rare de voir leur inobservance suivie, à brève échéance, de congestions vésicales ou prostatiques et de poussées d'hémorroïdes. Il est donc absolument indiqué d'éviter ces congestions. Pour s'en mettre à l'abri, outre une grande régularité dans la périodicité des repas, entre lesquels on ne prendra aucun aliment solide ou liquide, on aura soin de n'ingérer qu'une quantité de nourriture différant peu de l'ordinaire : aussi les dîners en ville, les repas prolongés, où l'on s'écarte de son régime en mangeant et en buvant plus que de coutume, doivent-ils être abandonnés ou du moins le plus possible évités.

Comme, pour tout arthritique, tout aliment riche en azote et en toxines, qui est l'ennemi du système vasculaire de l'appareil urinaire et par conséquent du système veineux hémorroïdal et qui contribue à la formation des concrétions uratiques, ne doit-il pas être absorbé.

Au nombre de ces aliments se trouvent les *gibiers*

faisandés, le chevreuil, la biche, le sanglier, le lièvre, la bécassine, le canard sauvage, le pluvier et tous les gibiers d'eau. Le gibier frais et indemne de toute fermentation est toléré. La *charcuterie* est interdite, sauf le porc frais et le jambon; les viandes rouges sont permises en petite quantité, de même que les œufs, sauf les œufs durs.

Parmi les *poissons,* la sole, le hareng frais, le merlan, l'alose, la truite d'embouchure peuvent être consommés s'ils sont frais, car il faut se défier de leur conservation dans la glace et dans les appareils frigorifiques, qui n'empêchent pas la fermentation et alors la production des toxines. Sont interdits les *poissons de mer gras* (maquereau, saumon, turbot, barbue, raie), les *mollusques,* les *crustacés,* les *poissons desséchés* ou *conservés,* — parmi les *végétaux,* les choux, les asperges, les haricots verts, l'oseille, les épinards, — les *crudités* (radis rouges et noirs, artichauts crus, concombres), — les *épices de toutes sortes* (ail, échalotte, ciboulette, tomates, truffes), — les fruits crus (en particulier les fraises).

Le *pain* et les *farineux* ne seront utilisés qu'en petite quantité, de même que les *pâtisseries,* à cause du sucre, de la farine et des œufs, qui sont des agents de suralimentation.

Sont encore interdits, le champagne, les vins généreux, les vins à bouquet, les bières fortes, les liqueurs alcooliques, le thé, les eaux minérales.

§ 3. — EXERCICES PHYSIQUES

L'*exercice musculaire,* dont l'utilité est incontestable à l'état de santé, n'est pas moins nécessaire dans les maladies qui déterminent un ralentissement de la circulation générale. Or, il en est souvent ainsi dans les affections chroniques des reins, de la vessie et de la prostate, compliquées d'hémorroïdes. Donc, s'il n'y a pas de contre-indications, les urinaires éviteront de contracter des habitudes sédentaires ou renonceront peu à peu à ces habitudes, si elles existent déjà. D'un exercice fait régulièrement chaque jour ils retireront un bénéfice notable, soit en se livrant à de simples promenades, soit en s'adonnant à quelque exercice de sport.

Les *promenades à pied* doivent être préférées, car il est facile de les régler, de les limiter à son gré et de n'être pas entraîné malgré soi à faire des efforts conduisant à une fatigue préjudiciable. Elles ne dépasseront pas une durée de plusieurs heures par jour, chacune d'elles interrompue par quelques instants de repos; et, quoi qu'il soit impossible de poser des règles à cet égard, les circonstances variant suivant la nature, la forme et le degré de la maladie, on ne perdra cependant jamais de vue que les courses prolongées ou trop rapides sont d'habitude nuisibles et par conséquent ne devront pas avoir lieu. Il en est de même des voyages en chemin de fer qui se prolongent pendant plusieurs heures, car si l'installation moderne de water-closets dans la plupart des trains remédient aux accidents provenant autrefois de la rétention d'urine, la trépidation continue n'en reste pas moins une cause de congestion des organes du petit bassin.

Cette même congestion peut encore être provoquée par les longs trajets en automobile et à bicyclette, par l'équitation prolongée et par de longues séances d'escrime, de gymnastique ou d'un sport quelconque, fût-il même très attrayant, comme le sport nautique. Ces exercices constituent des excès qu'il ne faut pas commettre ; ils doivent être absolument proscrits, même chez les personnes qui y sont entraînées depuis longtemps. Si l'on passe outre en en continuant la pratique, il faut se rappeler qu'elle doit être suspendue avant que les premières sensations de fatigue n'aient été perçues. Pendant ces divers exercices, il est important de se mettre en garde contre toute cause de refroidissement. C'est un point, d'ailleurs, sur lequel je reviendrai plus loin.

Puisqu'il résulte des observations cliniques que tous les hémorroïdaires retirent un réel profit de l'exercice convenablement mis en pratique, il s'ensuit que l'immobilisation ne devra jamais être trop prolongée. On évitera donc, à l'état de veille, de rester trop longtemps de suite dans la station assise et pendant la nuit dans le décubitus dorsal. Le nombre d'heures consacrées au sommeil sera limité et, bien qu'on ne puisse en fixer un nombre qui s'adapte à tous les cas, on peut toutefois énoncer qu'en moyenne il vaut mieux que ce séjour ne dépasse pas sept à neuf heures. Pour quelques malades, il y a avantage à faire précéder ce repos, chaque soir, d'une promenade d'une quinzaine de minutes dans leur appartement et nécessité pour certains d'entre eux de la renouveler au milieu de la nuit. C'est une interruption du repos qui a pour effet de diminuer la congestion pelvienne et d'assurer le sommeil le reste du temps. En règle générale, il est préférable que l'on dorme sur le côté plutôt que sur le dos, cette dernière position étant moins favorable, assurent quelques praticiens, à la circulation générale. Il importe encore que l'on repose sur un matelas dur, en crin de préférence, les matelas de laine, mous et chauds, étant un appel à la congestion des organes du petit bassin.

Si l'exercice a pour effet de rendre régulière et plus active la circulation, il est un autre moyen, non moins utile, qui lutte contre les stases sanguines et qui s'oppose, en particulier, à la stase veineuse hémorroïdale : c'est l'activité des fonctions de la peau. Il est donc indiqué de mettre en œuvre tout ce qui est de nature à provoquer dans une sage mesure les excitations cutanées.

Dans ce but, on aura recours, chaque matin, aux frictions sèches avec gant et lanière de crin ; elles seront faites pendant huit ou dix minutes sur tout le corps, sauf à la région abdominale, et on les fera suivre d'une lotion avec un alcoolat aromatique étendu d'eau, à cause de la susceptibilité particulière que présente la peau chez quelques malades ; c'est pour cette raison que les frictions sèches doivent être préférées aux flanelles imbibées de ces alcoolats. A moins de contre-indications, d'ailleurs assez rares, c'est le malade lui-même qui doit procéder à ces frictions, dont les effets salutaires se trouveront ainsi accrus par la gymnastique à laquelle l'oblige cette manœuvre, genre d'exercice qui lui sera favorable.

C'est dans les mêmes circonstances que l'on a conseillé et appliqué le massage général. On en retire assurément un réel bénéfice, en ce sens qu'il active la circulation et devient un agent de décongestion des appareils urinaire et intestinal, mais il est d'un usage moins pratique, et il a parfois l'inconvénient de causer une fatigue consécutive, qu'il vaut mieux éviter. Cependant, si cet inconvénient ne se produit pas, le massage ne peut qu'être avantageux, à la condition qu'il soit fait par un médecin qui saura, suivant les malades, en choisir les modes et en régler leur application, leur durée et leur fréquence. Seul, il est à même d'en surveiller les résultats. Il est un autre mode de massage qui doit être signalé, c'est le massage à distance, pratiqué sur la paroi abdominale. Il a pour conséquences de décongestionner les viscères abdominaux et, en particulier, la prostate, et il agit non moins efficacement sur les hémorroïdes et sur la constipation.

§ 4. — HYDROTHÉRAPIE

Les grand *bains chauds* peuvent être utilisés, non seulement pour stimuler les fonctions de la peau, mais encore pour produire une diaphorèse générale et une congestion temporaire des surfaces externes du bassin, d'où, comme conséquence, une décongestion de l'appareil génito-urinaire. Une durée d'une quinzaine de minutes et une température de 37 à 38° conviennent à la généralité des malades, sans que l'on soit exposé à voir survenir des phénomènes de congestion, que l'on noterait si ces bains étaient trop chauds et trop prolongés. Additionnés de sel marin (4 à 5 kil.) ou de sous-carbonate de soude (250 gr.), ces grands bains ont même pour effet d'enrayer à leur début les poussées congestives, et nombre d'hémorroïdaires y ont recours dès qu'ils éprouvent la sensation pénible, prémonitoire, d'une poussée congestive. En les renouvelant plusieurs jours de suite, et même deux fois dans la journée, ils parviennent ainsi à calmer la sensation douloureuse et à faire avorter la manifestation ou, tout au moins, à l'atténuer dans de très notables proportions.

Les *bains froids et les bains de mer* ne doivent pas être conseillés chez les urinaires avérés. On ne peut trop insister sur les dangers qu'ils feraient courir, car, par l'impression du froid qu'ils provoquent, ils développeraient facilement et rapidement des accidents congestifs et inflammatoires du côté des reins, de la vessie et du plexus hémorroïdal.

L'*hydrothérapie,* qui est recommandable chez beaucoup d'arthritiques hémorroïdaires, comme moyen très efficace de redonner de l'activité aux fonctions de la peau et à la circulation générale, ne me semble pas devoir être conseillée aux malades atteints d'affections des voies urinaires et porteurs d'hémorroïdes. S'il en est quelques-uns qui, habitués depuis longtemps à la douche et au tub froids, n'en éprouvent aucun inconvénient, il n'en faut pas moins craindre en général, et surtout chez les personnes âgées, un refroidissement, ou même de simples troubles réflexes, qui peuvent être la cause occasionnelle d'accidents plus ou moins sérieux sur la circulation des organes du petit bassin et spécialement sur la phlébite hémorroïdale. Il est donc plus prudent de s'en abstenir, puisqu'il est possible de substituer à cette hydrothérapie, qui n'est pas exempte de dangers, d'autres pratiques aussi efficaces et plus sûres.

Les refroidissements, pour ces malades, sont périlleux, car il n'est pas exceptionnel qu'ils aggravent les troubles fonctionnels. Aussi, pour s'en garantir, tout urinaire atteint d'hémorroïdes doit-il avoir la précaution, en tous temps, de porter un gilet de flanelle, un caleçon de flanelle ou de laine, des chaussettes de laine et des chaussures à semelles épaisses.

§ 5. — CURE THERMALE

La multiplicité des maladies des voies urinaires explique la multiplicité des cures thermales que l'on conseille de faire en pareil cas. De ce point de vue, l'opinion des médecins n'est cependant pas unanime pour approuver un tel conseil, quand il ne s'agit que d'une mesure prophylactique. On ne doit pas oublier que ces cures imposent aux organes urinaires un surcroît d'activité, qui s'accompagne toujours d'un certain degré de congestion et qui peut n'être pas toujours exempt d'inconvénients. On n'y aura donc recours qu'avec la plus grande circonspection et seulement sur l'avis du médecin qui, suivant les accidents morbides, aura à désigner l'une ou l'autre des stations suivantes :

Contre l'atonie de la vessie et des organes uro-poiétiques : Forges-les-Eaux, Evian, Bussang.

S'il y a constipation : Carlsbad, Vittel, Châtel-Guyon.

Contre l'affection calculeuse et le catarrhe vésical : Martigny, La Preste, Pougues, Capvern, Vals, Aulus, Châtel-Guyon, Vichy.

Contre certaines formes d'hématurie : Cranzac, Orezza, Birmenstorf, Châtel-Guyon.

Contre les névroses et les névralgies du col de la vessie et de l'urètre : Néris, Evian, Saint-Amand.

CHAPITRE XII

HYGIÈNE DU NEURASTHÉNIQUE HÉMORROIDAIRE

§ 1. — REMARQUES PARTICULIÈRES

La neurasthénie, dont les symptômes fondamentaux avec caractères particuliers sont la céphalalgie, l'insomnie, l'asthénie musculaire, la rachialgie, un trouble mental et la dyspepsie, doit être considérée comme une névrose sans lésion organique connue. De même qu'elle est susceptible de disparaître par l'application de mesures hygiéniques, bien supérieures aux diverses médications qu'on invente chaque jour, de même on peut par ces mesures hygiéniques, renforcées par la suggestion et l'auto-suggestion, en prévenir, sinon toujours l'éclosion, du moins en amoindrir les principaux symptômes et les complications, au nombre desquelles se trouvent la constipation, qui fait rarement défaut, et le développement des hémorroïdes, ces deux accidents étant des sujets de préoccupation constante, qui entrent pour une bonne part dans la pathogénie de l'affection.

Quelle doit donc être la prophylaxie de la neurasthénie ? On peut la résumer par cette phrase, que j'emprunte à PROUST et à BALLET (1) : « Une bonne hygiène morale et physique, un régime alimentaire bien conçu, des conseils et des encouragements suggestifs, font d'habitude plus pour le neurasthénique qu'une polypharmacie, souvent inutile et quelquefois nuisible. »

La neurasthénie apparaît plus souvent sur un terrain entaché d'hérédité nerveuse ou arthritique qu'en dehors de toute tare héréditaire. Dans le régime prophylactique à instituer, l'hygiène aura donc à se préoccuper de ce que réclame la tare héréditaire et à prévenir tout ce qui peut, sur ce terrain prédisposé, devenir une cause déterminante, génératrice des accidents qui caractérisent la névrose. Pour arriver à ce but, les préceptes hygiéniques à observer, qu'il y aurait grand avantage à faire précéder, dès le jeune âge, du régime propre aux neurasthéniques héréditaires et de leur éducation morale sont, les uns d'ordre psychique, les autres d'ordre somatique. Aux premiers répond l'exercice des facultés intellectuelles; aux seconds les régimes que commandent l'alimentation, les exercices physiques, l'hydrothérapie et la climatothérapie.

Le fonctionnement exagéré du cerveau, dit *surmenage cérébral,* quelle que soit la condition sociale dans laquelle on se trouve, a été regardé comme l'une des causes les plus efficaces de l'épuisement nerveux et, par conséquent, de la neurasthénie. Si, après un

1. — PROUST et BALLET : *L'Hygiène du Neurasthénique,* 1 vol. Paris, 1900.

labeur excessif, on observe parfois une dépression cérébrale, il est très rare qu'il en résulte une véritable neurasthénie persistante, car cette dépression n'est que momentanée ; quelques jours de repos suffisent pour faire disparaître cet épuisement nerveux. Il ne contribue, en réalité, à devenir une cause de la maladie que si, à l'excès du travail intellectuel, viennent s'ajouter les passions dépressives : chagrin, amour contrarié, anxiété, déceptions, remords, mort des enfants, revers de fortune, tous les soucis de la vie matérielle, en un mot tous les états d'inquiétude et de tristesse. C'est aux multiples formes de ce qu'on pourrait appeler le *surmenage moral* qu'il faut attribuer l'éclosion de la maladie par le fait de l'hérédité menaçante : « Pour PROUST et BALLET, ce surmenage moral est le plus puissant et le plus répandu de la neurasthénie. »

S'il n'est pas possible d'éteindre ou d'enrayer entièrement l'influence de l'hérédité neuro-arthritique, le candidat à la neurasthénie et le neurasthénique ont le pouvoir de s'opposer, au moins dans une certaine mesure, à toutes les causes favorisant le développement de la maladie. Les excès de travail, toutes les conditions fatigantes, énervantes, déséquilibrantes de la vie mondaine, qui créent un genre d'existence contraire à toutes les règles de l'hygiène, toutes les préoccupations morales exagérées, auxquelles s'ajoutent fréquemment diverses intoxications, au nombre desquelles on compte les abus de l'alcool, du tabac, de la morphine et de la cocaïne, toutes ces causes occasionnelles doivent être réduites au minimum et le plus possible supprimées, quand la neurasthénie est nettement constituée.

Inutile d'ajouter que les états pathologiques concomitants, qui ont pour siège le système nerveux, les voies digestives, les organes génitaux, etc..., seront avant tout l'objet d'un traitement qui devra être continué le temps nécessaire, car ils ont pu être le point de départ ou au moins une cause d'aggravation de la névrose.

§ 2. — RÉGIME ALIMENTAIRE

Chez un certain nombre de neurasthéniques hémorroïdaires, il n'y a aucune modification à apporter à leur régime alimentaire ordinaire, aucun trouble réel n'existant dans le fonctionnement des organes digestifs, si toutefois ce régime concorde avec les prescriptions formulées pour les arthritiques. Pour les autres, neurasthéniques déclarés ou candidats à la névrose, ils auront en vue de prévenir l'atonie gastro-intestinale et les troubles digestifs, caractéristiques de la dyspepsie qui, à la longue, se complique d'entéro-colite pseudo-membraneuse.

C'est le régime mixte qu'il faut mettre en pratique et non pas le régime carné ou lacté exclusivement, l'un et l'autre étant ou bien insuffisants pour assurer la nutrition générale ou bien défectueux parce qu'ils favorisent l'atonie gastro-intestinale. On aura soin de maintenir la ration alimentaire plutôt un peu au-dessus de la normale, en augmentant progressivement la quantité des aliments absorbés, car il est nécessaire que l'on use de matériaux suffisants pour la restauration de la force nerveuse déprimée. Le nombre des repas sera de trois, le premier déjeuner plus substantiel qu'on ne le fait d'habitude (lait additionné de thé, café, cacao, avec œufs frais peu cuits et pain grillé beurré).

Le *pain frais* et à peine cuit sera proscrit, de même que les *viandes fortes*, le *gibier faisandé*, les *poissons gras*, les *abats*, les *mets de haut goût*, les *légumes crus*, les *salades*, les *radis*, les *concombres*, les *champignons*, les *truffes*, les *fruits à amandes*. Les pommes et les poires, cuites et réduites en marmelades, sont à préférer. Les pâtisseries et toutes les préparations sucrées, sans être défendues, ne seront prises qu'en quantité modérée, de même que les boissons, surtout pour les liqueurs alcooliques, dont il vaut mieux s'abstenir, et pour le thé et le café, qu'on laissera de côté s'il existe de l'insomnie et des palpitations. En un mot, le neurathénique choisira les aliments de digestion facile parmi les aliments azotés, albuminoïdes et hydro-carbones, en n'omettant pas d'assurer la régularité des garde-robes par les divers moyens sur lesquels j'ai ailleurs insisté. (*Voir pages 11 et suiv.*)

Comme je l'ai rappelé au début de cet article, la constipation est fréquente chez les neurasthéniques, qui doivent ne pas la laisser s'établir pour qu'elle ne soit pas chez eux un sujet de préoccupations.

§ 3. — EXERCICES PHYSIQUES

L'exercice musculaire est un adjuvant essentiel dans le régime prophylactique des neurasthéniques hémorroïdaires. Ses effets physiologiques sont des plus favorables en activant la circulation générale et la respiration, en excitant le fonctionnement de tous les organes et en surélevant la nutrition générale des tissus ; de plus, il agit sur les centres nerveux en en modifiant la surexcitation anormale. Mais pour que ces divers résultats hygiéniques soient obtenus, il est nécessaire que l'on fasse un choix éclairé de l'exercice, et que sa réglementation soit bien définie. Tout en devant être recommandé à tout neurasthénique, il doit varier suivant chaque individu.

Pour un certain groupe de malades, dont la faiblesse et l'amaigrissement sont très accentués et dont l'asthénie musculaire est extrême, ainsi que pour ceux qui sont atteints de troubles gastro-intestinaux accusés et prolongés, s'ils ne doivent pas rester dans le repos absolu, ils n'auront recours qu'aux exercices doux, aux contractions musculaires qui n'engendrent pas la fatigue ; le travail sera progressivement dosé et l'entraînement lent et méthodique. Bref, exercices passifs et massage sont tout d'abord les seuls à mettre en pratique. Plus tard, à la période de convalescence, ils auront le droit de se livrer sans risques à des exercices plus actifs, à la gymnastique suédoise et ensuite aux exercices de plein air.

Ces derniers exercices sont également ceux qui conviennent aux neurasthéniques moins déprimés. Ils auront le choix entre les *jeux*, comme le croquet, le tennis, le ballon, les jeux de paume, de billard, de boule, etc..., et les *exercices de sports*, marche, escrime, bicyclette, équitation, canotage, gymnastique, etc., etc. Tous ces exercices ont l'avantage d'être récréatifs et sont bien propres à éloigner les idées hypocondriaques qui hantent leur cerveau. Mais, comme les exercices méthodiques, ces exercices libres doivent être réglementés et dosés, et n'être exécutés qu'après un entraînement progressif, pour ne pas produire de fatigues excessives et d'aggravation de l'état du sujet.

§ 4. — HYDROTHÉRAPIE

Pour le neurasthénique, l'*hydrothérapie* offre de sérieux et d'incontestables avantages, car il n'est guère d'excitations ou d'épuisement nerveux qui n'en soient justiciables. Elle possède une action stimulante et tonique, dont les effets se font favorablement ressentir non seulement sur les centres nerveux, mais encore sur toute l'économie, à la condition qu'on ne s'adresse qu'aux procédés les plus doux, dont les résultats sont plus durables.

Le *drap mouillé avec frictions,* qui est employable à domicile, est un agent de tonification des centres nerveux sans produire l'excitation des nerfs périphériques. Il sera trempé dans de l'eau, d'abord à la température de 20 à 25°, puis ensuite abaissée jusqu'à 15 ou 16°. Si cette pratique hydrothérapique n'est pas supportée, elle peut être remplacée, les premiers jours, par le drap mouillé sans frictions qui servira d'entraînement pour l'autre pratique, ou encore par les lotions froides.

Le *bain tempéré* peut être prescrit chez les neurasthéniques rhumatisants ou arthritiques, chez lesquels il ne faut user de l'eau froide qu'avec beaucoup de prudence. Il procure une sensation de fraîcheur et a un effet tonique et sédatif. L'apparition du frissonnement marque la limite de durée du bain, qui ne doit pas dépasser cinq minutes et même moins chez quelques sujets. Comme il se produit à la suite un refroidissement, on le combattra par des frictions énergiques et un enveloppement suffisant.

Le *bain tiède,* sédatif, lorsqu'il est accompagné de frictions savonneuses qui excitent les fonctions physiologiques et agissent favorablement sur les nerfs périphériques, atténue ou modère l'excitabilité des centres nerveux. Il a d'autant plus d'action que les phénomènes d'excitation sont plus accentués. La durée du bain doit être de trente à quarante minutes; prolongé au delà, il donne lieu à de la fatigue et à de l'accablement.

La *douche froide,* mobile, en jet brisé, est plus active que l'enveloppement avec le drap. Elle ne sera jamais de longue durée, car elle serait dangereuse, mais seulement de vingt à trente secondes au plus. Elle sera donnée avec une eau dont la température ne sera pas abaissée au-dessous de 15°, à moins qu'on utilise le procédé de la douche écossaise (eau chaude 35 à 45° progressivement et eau froide à température abaissée jusqu'à 8 et 10°), cette dernière ne devant pas dépasser dix à quinze secondes de durée.

La *douche chaude*, moins débilitante que le bain chaud, a une action sédative. C'est un calmant de l'irritation cérébrale et de l'éréthisme cardiaque, quand elle est administrée lentement, en pluie mobile, avec une durée de cinq à dix minutes.

En résumé, étant donné qu'on a à prendre en considération trois états de l'évolution de la neurasthénie (excitation, perversion et épuisement de la force nerveuse), le traitement hydrothérapique sera subordonné à chacun de ces états. « Dans le premier cas, écrit Beni-Barde (1), on pourra employer les piscines tempérées, les affusions souvent renouvelées, les emmaillottements humides, les douches à percussion légère, modérément froides et d'une certaine durée, les frictions générales faites avec un drap mouillé et non tordu, les lotions. La durée de l'application doit être relativement longue. Il faut que l'eau qui est mise en contact avec le corps ne soit pas projetée avec force, et sa température ne doit jamais être très basse. Si l'emploi de l'eau froide était jugé nécessaire, il faudrait, pour en atténuer l'effet trop excitant, faire une application prolongée d'eau chaude.

« Lorsque l'état nerveux affectera la forme déprimante et que la force nerveuse sera dans une sorte d'épuisement, il faudra recourir aux applications excitantes, telles que les douches en pluie et en jet,

1. — Dr Beni-Barde, *loc. cit.*, p. 579.

courtes, froides et vivement appliquées, les immersions courtes et à basse température, les frictions avec un drap mouillé tordu, etc... En un mot, il faudra chercher à réveiller les forces de l'organisme, à provoquer dans toute son étendue des réactions prononcées. Si la force nerveuse est pervertie, sans être frappée d'épuisement, il sera bon d'instituer un traitement mixte, qui tienne à la fois du premier et du second. »

§ 5. — CLIMATOTHÉRAPIE. — CURE THERMALE

Un adjuvant, non moins utile que l'hydrothérapie, doit être recherché dans le climat et la station thermale, qui auront le double avantage, quand on a le loisir de pouvoir quitter son domicile, de se soustraire aux impulsions de l'entourage, aux préoccupations quotidiennes, et de bénéficier d'un séjour agréable et bienfaisant.

Comme tout neurasthénique est très sensible aux froids rigoureux et à la chaleur exagérée, il devra choisir un climat tempéré. S'il a une préférence pour le climat de la montagne, il est indispensable d'adopter une station abritée des vents, dans un site pittoresque et dans les environs de laquelle promenades et excursions peuvent être faites sans fatigue. S'il ne doit faire qu'un seul séjour pendant l'été à cette station, son altitude ne sera pas trop élevée et ne dépassera pas 1.200 à 1.500 mètres. En cas, ce qui vaut mieux, où il lui serait permis de faire deux séjours, l'un au printemps et l'autre à l'été, il peut d'abord choisir une altitude de 500 à 1.000 mètres, et ensuite, lorsque l'acclimatement aura eu lieu, une altitude un peu plus élevée, sans jamais atteindre, quelle que grande que soit l'amélioration générale, les hautes altitudes qui atteignent ou dépassent 2.000 mètres, lesquelles ne peuvent que lui être nuisibles.

A l'action bienfaisante d'un climat tempéré s'ajoutent les bonnes conditions hygiéniques de la vie active, des excursions en terrain plus ou moins accidenté qui devront être réglées par doses progressives, l'absence de toute préoccupation morale; et les résultats de ce nouveau genre de vie se feront ressentir sur l'organisme tout entier, c'est-à-dire sur la respiration, la circulation, la digestion et les centres nerveux, qui ne tardent pas à reprendre leur cours normal.

Le *climat de plaine* convient aux personnes pour lesquelles le climat de montagne ou le climat maritime est contre-indiqué. Par lui-même, il n'a aucune action spéciale sur les accidents d'épuisement nerveux ; il n'agit qu'à l'instar de tout séjour à la campagne, où le malade trouve un air plus pur, une alimentation plus saine, un séjour loin du bruit et du mouvement des villes et des distractions que procurent les promenades. Ce sont pour lui des conditions de calme et de repos, dont l'action bienfaisante est d'autant plus efficace que ce séjour et cet isolement sont suffisamment prolongés. Le neurasthénique, chez lequel prédominent les symptômes d'excitation, est celui qui en bénéficie le plus.

Pour cette dernière variété de neurasthénie, ainsi que pour les nerveux arthritiques hyperesthésiques, le *climat maritime* est contre-indiqué, leurs accidents s'y aggravant au lieu de s'atténuer ; au contraire, les états dans lesquels il y a de l'asthénie musculaire, de l'inaptitude au travail, de la paresse des fonctions digestives, sont très heureusement modifiés par le séjour maritime sur une plage tranquille où l'on ne mène pas la vie mondaine des villes d'eaux à la mode.

Les *voyages* sont-ils, ou non, favorables au neurasthénique ? A ce sujet, il n'y a pas de règles à établir. Si parfois quelques malades ont obtenu de bons résultats d'un voyage lointain et prolongé, l'observation a démontré qu'ordinairement les voyages d'une certaine durée nécessitent trop de fatigues, deviennent une cause de surexcitabilité et vont à l'encontre de de ce que l'on recherche, c'est-à-dire une vie calme, tranquille, régulière et indemne de fatigues. Il est préférable de ne pas les conseiller. Seuls les petits voyages sont recommandables, voire même les simples déplacements de courte durée, ainsi que le préconise le Dr Bouveret (1). « A tous ces cérébrosthéniques, écrit-il, dont le cerveau souffre d'un travail intensif et de vives préoccupations, je prescris d'aller passer quelques jours ou quelques semaines dans les montagnes de la Suisse ou du Dauphiné pendant l'été, au bord de la Méditerranée pendant l'hiver. Ils n'abandonnent pas complètement leurs affaires; ils les quittent volontiers pour quelques jours. Ils vont se reposer

1. — Dr Bouveret : *La Neurasthénie,* 1 vol. Paris, 1881.

sans emporter avec eux le souci de sentir leurs entreprises péricliter pendant une longue absence. Arrivés au but du voyage, ils y passent quelques jours dans le calme et le repos du corps et de l'esprit. »

Ces conseils, suivis d'exécution, sont souvent couronnés de succès. Aussi ne peut-on que louer l'esprit d'opportunisme qui les dicte ; mais, pour certains neurasthéniques, ils sont insuffisants : pour eux, une plus longue absence et un entier abandon des affaires sont nécessaires.

CHAPITRE XIII

TRAITEMENT MÉDICAL DES HÉMORROIDES (1)

Nécessité de traiter les hémorroïdes

Le titre de ce chapitre répond à la question débattue depuis un temps immémorial : doit-on chercher à *obtenir la guérison des hémorroïdes ou du moins à en arrêter le développement ?* Telle est la question que, depuis longtemps, médecins et chirurgiens se sont posée et que nombre d'entre eux ont jadis résolue par la négative. Il ne devait pas en être autrement tant que les hémorroïdes furent regardées comme des espèces de paratonnerres providentiels, comme des émonctoires salutaires ou comme des veines « d'or » qui, disait-on, étaient cause de longévité. Avec de pareilles idées, l'abstention thérapeutique s'imposait, et si cette règle n'a pas été appliquée d'une façon générale, ainsi que l'indiquent quelques passages des livres hippocratiques, elle n'en a pas moins été observée sur une grande échelle pendant un certain nombre de siècles.

---

1. — Ce traitement médical, étant bien souvent le complément forcé des préceptes hygiéniques, applicables à la maladie hémorroïdaire, sera pour cette raison envisagé dans les pages suivantes. Voir pour le traitement chirurgical complet notre volume : LES HÉMORROÏDES, *Collection de la Bibliothèque Charcot-Debove*, Paris, 1892.

De nos jours, la question a notablement changé de face, grâce aux progrès de l'anatomie, de la physiologie pathologique et de la thérapeutique, et le devoir de tout médecin est de réagir contre cette idée dont certains hémorroïdaires sont encore imbus, à savoir « que les hémorroïdes sont une condition de santé », en affirmant hautement que l'abstention thérapeutique est un contre-sens dont les conséquences peuvent être un jour périlleuses.

Personne ne conteste qu'il y ait lieu de respecter ces varices ano-rectales quand, symptomatiques, elles n'occupent que le second plan sur la scène morbide ; d'un traitement palliatif seul elles sont justiciables. Sur ce point, l'accord est aussi unanime que de jour en jour s'accentue davantage l'opportunité d'un traitement curatif, quand il s'agit d'hémorroïdes idiopathiques.

En proposer la guérison dès le début de leur apparition, quelle qu'en soit la variété, exempte ou non de complications, tel doit être le conseil que l'on devra donner aux hémorroïdaires, en essayant de leur persuader que c'est le meilleur moyen de sauvegarder l'avenir.

Il ressort donc des quelques lignes précédentes qu'au point de vue thérapeutique il est nécessaire d'établir une distinction très nette, autant qu'il est en notre pouvoir, entre les hémorroïdes symptomatiques ou passives et les hémorroïdes idiopathiques ou actives. C'est en me conformant à cette division que je vais successivement m'occuper du traitement médical de chacune de ces variétés.

TRAITEMENT MÉDICAL DES HÉMORROÏDES SYMPTOMATIQUES

Dans les cas où les hémorroïdes ne sont que l'un des symptômes ou l'une des complications d'une maladie organique, il est dangereux ou au moins inutile, à part quelques rares exceptions, de chercher à les supprimer par une opération. Mais, si toute intervention radicale doit être proscrite, il n'en est pas de même des moyens qui, d'une part, peuvent agir favorablement sur la maladie pathogénique dont elles relèvent, et qui, d'autre part, sont capables de pallier les accidents locaux.

Contre la première, on s'efforcera de lutter par un traitement approprié, de telle sorte qu'il ait pour conséquence la disparition ou du moins la diminution des bourrelets hémorroïdaux. Ce traitement, que le cadre de ce travail ne me permet pas d'exposer pour chaque cas particulier, varie nécessairement, suivant que l'on a affaire à l'une ou à l'autre des affections suivantes : rétrécissement et cancer du rectum, maladies de l'urètre, de la prostate, de la vessie, des reins, du foie, de la rate, du cœur, des poumons, de l'utérus et des ovaires.

Si l'on parvient ainsi soit à améliorer le sort des malades, soit à annihiler les effets de la lésion viscérale dont ils sont atteints, il est de toute évidence que les varices hémorroïdales en seront elles-mêmes plus ou moins largement atténuées.

Malheureusement, en raison même de la nature de la lésion organique, on doit souvent s'attendre à n'obtenir qu'un résultat imparfait. Il n'en faut pas moins mettre en œuvre cette médication générale et lui associer les moyens locaux propres à pallier, au moins momentanément, les accidents variqueux. Ces moyens palliatifs seraient nombreux et variés d'après quelques auteurs, mais nous verrons bientôt, en nous occupant de la thérapeutique des hémorroïdes idiopathiques que, si les uns ont quelque valeur, les autres ne méritent nullement qu'on les discute.

En résumé, on doit considérer les affections viscérales qui sont accompagnées d'hémorroïdes comme une contre-indication à toute opération dirigée contre ces dernières, sauf cependant pour l'excision des petites tumeurs externes, parfois turgescentes et exposées à des excoriations, et pour la dilatation du sphincter, qui peut quelquefois être indiquée, alors que les douleurs sont excessivement violentes.

Pour les hémorroïdes qui compliquent la grossesse, l'accouchement et les suites de couches, la thérapeutique usuelle ne consistera que dans l'application de la médication palliative. *Pendant la grossesse*, c'est l'hygiène qui doit avoir la prédominance dans le traitement : réglementation de l'alimentation, éviter tout ce qui peut congestionner les organes du petit bassin, ne pas se priver d'exercice et lutter contre la constipation par les lavements, les suppositoires et les laxatifs, telle doit être la règle de conduite à conseiller aux parturientes.

Si les tumeurs se congestionnent et deviennent turgescentes et douloureuses, on s'adressera aux injections rectales et aux lotions d'eau bouillie chaude, aux pulvérisations phéniquées chaudes, aux bains et aux narcotiques, principalement si le système nerveux est dans un état de surexcitation très prononcée. En cas où un étranglement s'est produit et persiste, on peut avoir recours à la dilatation forcée du sphincter et non, comme on le conseillait autrefois, à l'emploi de sangsues, placées à l'anus ou sur les hémorroïdes elles-mêmes, car il peut en résulter une infection ou un avortement.

Pendant le travail, si les tumeurs donnent lieu à de vives douleurs, on se servira de la cocaïne en badigeonnages renouvelés fréquemment, et dans le cas où l'on craindrait une rupture du périnée, capable d'intéresser en même temps les bourrelets hémorroïdaux, ce qui pourrait être suivi d'une hémorragie abondante, il ne faut pas hésiter à pratiquer le débridement latéral. Lorsque, *pendant les suites de couches,* les accidents hémorroïdaux, dont la disparition spontanée n'est pas rare, ont persisté ou n'ont pas cédé au traitement palliatif ordinaire, on peut être conduit à recourir à la dilatation brusque.

Malgré l'emploi de ces divers moyens, utilisés pendant la grossesse et après l'accouchement, il arrive de temps en temps que la continuité et la gravité des accidents commandent d'autres mesures plus efficaces; c'est alors qu'un choix doit être fait entre les interventions chirurgicales. De même agira-t-on sans hésitation, en cas d'hémorragie menaçante, tout retard pouvant compromettre les suites de l'accouchement, ou même mettre la vie de la parturiente en péril.

CHAPITRE XIV

TRAITEMENT MÉDICAL DES HÉMORROIDES IDIOPATHIQUES

TRAITEMENT DES HÉMORROÏDES EXTERNES

Certaines variétés de ces hémorroïdes sont si peu gênantes que l'on comprend l'indifférence des malades à leur égard ; néanmoins, quoiqu'il n'en résulte que de légères incommodités, on doit se demander si l'on est légitimement autorisé à subordonner sa conduite thérapeuthique aux préceptes suivants, formulés par le professeur Gosselin :

1° Pour les hémorroïdes flasques, molles et indolentes, il n'y a absolument rien à faire ;

2° Pour celles qui sont légèrement turgescentes, sans douleurs, avec un peu de tuméfaction, rien à faire encore que quelques applications froides.

Nous n'aurions assurément qu'à nous incliner devant de tels préceptes si ces petites tumeurs, passées à l'état de productions inactives, ne se révélaient jamais, à l'avenir, par aucune manifestation morbide et si quelquefois elles ne devenaient la cause de lésions muco-cutanées.

Or, quoique peu communes, ces lésions, complications plus ou moins tardives, en rapport avec un reliquat d'hémorroïdes, n'en apparaissent pas moins de temps à autre chez quelques personnes, en leur inspirant des inquiétudes hors de raison. Pourquoi alors ne pas chercher à prévenir de telles conséquences quand, sans aucun danger, il est si facile de pratiquer *l'excision de ces prolongements cutanés ?*

Cette petite opération, pour laquelle l'anesthésie locale avec le chlorure d'éthyle ou avec la cocaïne est suffisante, est des plus simples. Chacune des tumeurs est saisie au moyen d'une pince à griffes et légèrement attirée pour la tendre, après préparation antiseptique de la région, bien entendu, puis avec les ciseaux, et mieux avec le bistouri, on l'excise. Les lèvres de la plaie, après assèchement avec des tampons de coton hydrophile stérilisé, sec, sont réunies par un ou deux points de suture au crin de Florence, et le tout est recouvert d'un pansement légèrement compressif. En quelques jours, la cicatrisation est la règle, nulle complication n'étant à craindre si l'on a eu soin d'appliquer la méthode antiseptique, comme on doit le faire pour toute opération.

La même pratique me semble devoir être également suivie à l'égard des hémorroïdes sèches, indurées et semblables à des verrues. C'est le meilleur moyen de se mettre à l'abri des érosions et des excoriations douloureuses, dont le revêtement cutané devient assez souvent le siège à la suite de frottements ou de soins insuffisants.

Si ces tumeurs indurées sont assez nombreuses pour former des bourrelets, qui rétrécissent le contour anal et mettent obstacle à l'expulsion des matières fécales, ou gênent la station assise et la marche, on ne doit pas hésiter à en faire l'ablation, soit avec le thermo-cautère, soit, de préférence, avec le bistouri, suivie, en ce dernier cas, de la réunion des lèvres de la plaie.

Lorsque les hémorroïdes externes deviennent turgescentes et en même temps douloureuses, ou lorsqu'elles s'enflamment plus vivement et provoquent de grandes souffrances, deux modes de traitement peuvent être mis en usage. Chacun d'eux a eu des défenseurs et des adversaires. Pour les premiers, il faut se contenter d'appliquer le traitement palliatif le plus capable de calmer les accidents aigus ou subaigus d'une crise dont la durée varie entre six et quinze jours au maximum.

A cet effet, on prescrit le repos, les grands bains chauds, les pulvérisations phéniquées chaudes, les applications de compresses, de coton ou d'éponges stérilisées, trempées dans de l'eau bouillie chaude, alcoolisée ; les éponges, bien exprimées, seront maintenues en permanence sur les tumeurs enflammées, à la condition que leur température ne soit pas trop élevée. Dans le cas où elles auraient été trempées dans de l'eau dont la chaleur atteignait 60° ou plus, comme on l'a recommandé, leur application ne sera que temporaire.

D'après quelques médecins, les applications et les lotions froides procureraient plus de soulagement ; le fait est exact, en effet, pour certains hémorroïdaires, mais non pour la plupart, et l'on a même reconnu que l'action de l'eau froide avait parfois pour conséquence une plus longue durée des crises et une exagération de l'inflammation.

A ces moyens, il est bon d'ajouter l'usage de quelques substances calmantes (belladone, ciguë, jusquiame, opium, morphine, cocaïne), soit sous forme de suppositoires, soit sous forme de pommades, et l'administration de laxatifs, si ces derniers n'ont pas pour effet de provoquer la contraction spasmodique de l'anus. Quelques autres moyens, constituant le second mode de traitement, ont encore été préconisés et employés, non toujours sans succès, tels que les fomentations avec le glycérolé de tannin, la pommade au calomel (ALLINGHAM), les badigeonnages à la teinture d'iode et les applications de sangsues, ces dernières actuellement et justement condamnées, etc. Mais, en présence des suites incertaines de cette thérapeutique et des échecs auxquels elle expose, on n'hésite plus guère aujourd'hui à conseiller le plus tôt possible un traitement chirurgical, dont les principaux moyens d'action sont les injections de glycérine phéniquée (VULLIET, ROUX), les injections d'alcool, les injections d'eau salée chaude (LOFTON), l'emploi de la méthode sclérogène (ZULIÉ), l'incision et surtout l'excision..., diverses interventions qui rentrent dans l'exposé du traitement chirurgical.

CONCLUSIONS THÉRAPEUTIQUES

De l'analyse des différents modes de traitement applicables aux hémorroïdes externes, il se dégage ces conclusions :

1° Que tout traitement non opératoire ne doit être

considéré que comme un *traitement palliatif*, laissant subsister des reliquats hémorroïdaux, susceptibles d'engendrer, un jour ou l'autre, des complications ;

2° Que l'observation a démontré que, parmi les différentes interventions mentionnées ci-dessous, l'excision, suivie de sutures et appliquée à toutes les variétés d'hémorroïdes externes, soit en dehors, soit pendant les crises congestives, était la méthode la plus propre à obtenir une cure radicale. Elle doit donc être considérée *comme la méthode de choix*, toutes les fois que l'on aura à traiter des hémorroïdes externes, ne s'opposant pas à une intervention.

TRAITEMENT DES HÉMORROÏDES INTERNES

Les hémorroïdes internes constituent dans la majorité des cas une infirmité par moments tellement gênante et pénible, qu'il n'y a pas à s'étonner qu'on ait, depuis des siècles, multiplié les tentatives de les guérir et de les opérer.

Pour arriver à cette cure, que d'innombrables formules médicamenteuses inventées ! De tous ces efforts, qu'est-il résulté ? Ces notions : que la guérison absolument radicale ne peut être obtenue, l'ectasie veineuse récidivant ou continuant dans les parties profondes, et que les succès obtenus n'ont été qu'une victoire remportée sur les manifestations symptomatiques.

Quelque incomplets que soient ces résultats acquis, ils n'en doivent pas moins nous encourager à perfectionner nos moyens d'action et à appliquer à propos ceux dont la valeur a été révélée par l'expérience. C'est à la description de ces derniers moyens que je consacrerai ce chapitre, laissant à l'écart tout ce qui a joui pendant quelque temps d'une renommée imméritée.

Hémorroïdes saignantes non procidentes et non douloureuses.

Les *hémorroïdes non procidentes,* qui ne déterminent aucune douleur et qui, au moment des garde-robes, ne donnent lieu qu'à un suintement de sang peu abondant, ne réclament que des soins médicaux et un régime propre à faire disparaître l'écoulement sanguin. On combat la constipation habituelle, qui favorise la stase veineuse et la rupture des veines, par l'emploi des laxatifs et des purgatifs doux et par des lavements froids.

Comme agents laxatifs, on conseille avec avantage les eaux minérales magnésiennes (Miers, Montmirail, Carabana, etc.), les magnésies granulées, le carbonate de magnésie à la dose de deux à trois cuillerées à café tous les deux ou trois jours, la rhubarbe (0,50c par jour), les pilules savonneuses, les pilules de cascara sagrada, le tamar indien et les préparations à base d'agar-agar, etc. De tout temps, on a prescrit l'huile de ricin et proscrit l'aloès ; pour certains médecins, la première aurait une action irritante (?), et pour Fordyce Barker, au contraire, l'aloès aurait une action salutaire. Quel que soit le laxatif employé, son usage doit être réglé de telle façon que le malade cesse d'être constipé, sans devenir diarrhéique, et ce laxatif agira avec d'autant plus de sûreté que l'on aura pris l'habitude de se présenter chaque jour à la garde-robe à heure fixe.

Matin et soir, il est nécessaire de faire des lotions froides sur la région anale et de prendre des lavements froids ou glacés, que l'on additionne d'une substance astringente (alun, ratanhia, eau de Pagliari, tanin, gélatinose, ferripyrine, chlorure de calcium, etc.). A ces moyens locaux, on associera l'usage de quelques médicaments, jouissant de propriétés décongestives, que j'énumérerai après l'exposé du traitement des hémorroïdes procidentes et enflammées.

Hémorroïdes procidentes, lentement et difficilement réductibles Hémorroïdes saignantes

En se conformant le plus régulièrement possible aux règles hygiéniques que j'ai indiquées au cours de cette étude et en évitant toute intempérance, on a des chances, si les *hémorroïdes deviennent procidentes,* à ne pas voir les bourrelets augmenter de volume et devenir difficilement réductibles. B. Cooper a recommandé de provoquer la garde-robe particulièrement le soir ; d'après cet auteur, le repos au lit permettrait au segment rectal prolabé de reprendre plus aisément sa place, si un léger taxis, fait par le malade avec une éponge imbibée d'eau stérilisée froide, n'a pas atteint déjà ce résultat. Lorsque les tumeurs sorties à la région anale sont le siège de douleurs et lorsqu'elles sont lentement et difficilement réductibles, le premier soin du malade est de chercher à les faire rentrer aussitôt après leur procidence. En cas d'échec, un médecin sera immédiatement prévenu et procédera à un taxis modéré et méthodiquement exécuté de la manière suivante : le malade étant couché sur le côté, le siège élevé à l'aide de coussins, on introduit la pulpe de l'index de la main gauche recouvert d'un doigtier en caoutchouc dans l'anus, et, de la main droite également gantée, on refoule lentement la masse herniée vers le rectum, dans lequel l'index gauche sert de guide pour les manœuvres de réduction.

En pareil cas, de même que l'on doit s'abstenir de tout taxis forcé, de même l'on ne doit pas avoir recours aux incisions et aux applications de sangsues, comme moyens préventifs au taxis : ce sont là des moyens dangereux, dont on ne saurait trop blâmer l'emploi. La réduction obtenue, il est de toute nécessité que l'on mette en œuvre, dans l'avenir, les mesures thérapeutiques hygiéniques exposées dans les paragraphes précédents. Ces règles de conduite ne s'appliquent qu'aux cas de procidence exempts de complications. Or, celles-ci ne sont pas très rares, et les deux principales sont l'hémorragie et l'étranglement inflammatoire.

Lorsque l'hémorragie est abondante, on cherchera à l'arrêter en appliquant une vessie de glace sur les bourrelets, enduits d'une pommade composée de vaseline ou lanoline et cocaïne, adrénaline ou intrait de marron d'Inde. Si l'on n'arrive pas de la sorte à s'en rendre maître, le médecin devra recourir au tamponnement du rectum à l'aide de bourrelets de coton stérilisé, en surveillant le malade pour parer, au besoin, à la continuation de l'hémorragie se faisant au-dessus du tamponnement. Bien qu'on en ait rapporté quelques exemples, des hémorragies considérables, en dehors de toute opération, sont exceptionnelles.

Malgré les plus minutieuses précautions dans les soins de chaque jour, il est fréquent de voir les hémorroïdes procidentes devenir plus turgescentes et des accidents d'inflammation et d'étranglement des bourrelets, menacés ou frappés de sphacèle, éclater. Dans ces circonstances, il faut en général peu compter sur le froid, dont on ne doit, d'ailleurs, user qu'avec une grande réserve, sous peine de faire courir les chances d'une gangrène partielle ou totale.

Mieux vaut, à notre avis, s'adresser au traitement par la chaleur (grands bains, lotions, application d'éponges), ainsi que je l'ai indiqué, et aux solutions narcotiques. Les pulvérisations phéniquées, chaudes, la bouilloire tenue rapprochée à 25 ou 30 centimètres des tumeurs, agissent souvent très rapidement en décongestionnant les tissus, en annihilant l'élément spasmodique et par suite en faisant disparaître les douleurs.

Le Dr Preissmann (1) (d'Odessa) arriverait au même résultat heureux en traitant ces tumeurs de la manière suivante : « Avec une solution iodo-iodurée

1. — Dr Preissmann : *Traitement des hémorroïdes* (*Wien. Méd. Presse*, n° 12, 1891).

de glycérine, il imbibe de petits tampons de coton, qu'il applique sur les hémorroïdes en ayant soin de les renouveler toutes les trois ou quatre heures. Ces applications sont un peu douloureuses au début ; aussi convient-il, si le malade est très sensible ou si les hémorroïdes sont très enflammées, de commencer le traitement par une solution faible (glycérine, 35 gr. ; iode, 0,20 ; K I, 2 gr.), pour arriver graduellement à une solution plus forte (glycérine, 35 gr. ; iode, 1 gr. ; K I, 5 gr.). Les résultats seraient des plus encourageants. On verrait, en effet, le volume des hémorroïdes diminuer rapidement, les ulcérations se cicatriser en peu de temps, et même dans les cas les plus invétérés et les plus graves, une amélioration considérable, sinon la guérison, s'obtiendrait en général dans l'espace de deux à trois semaines.

Mentionnons encore, à titre de recommandation, quelques autres formules de pommades et de suppositoires :

POMMADES

	gr. c.
Cold-cream	15 »
Tanin	2 »
Extrait thébaïque	0 25

—

	gr. c.
Onguent populéum	30 »
Cérat saturné	10 »
Antipyrine	3 »
Extrait de belladone / — thébaïque } *ãã*	1 »

—

	gr. c.
Beurre de cacao	10 »
Eau d'amandes	7 50
Extrait d'hamamélis virg.	0 20

	gr. c.
Vaseline	30 »
Tanin	1 50
Chlorh. de cocaïne	1 20
Sulfate de morphine	0 30
— d'atropine	0 25

—

	gr. c.
Vaseline	15 »
Stovaïne	0 50
Ergotine	1 »
Extrait thébaïque	0 50
— de ratanhia	1 »

—

	gr. c.
Lanoline	60 »
Eau distillée	10 »
Intrait de marron d'Inde en poudre	1 à 2 gr.

POMMADES (suite)

	gr. c.
Cérat ⎫	
Huile d'amandes douces ⎬ àà	15 »
Oxyde de zinc ⎭	
Baume du Pérou	VI gouttes

	gr. c.
Vaseline	15 »
Chlorh. de cocaïne	0 03
Adrénaline au millième,	XXX gouttes

SUPPOSITOIRES

	gr. c.
Beurre de cacao	2 »
Onguent populéum	1 »
Extrait de jusquiame } àà	0 15
— ciguë	

(Pour un suppositoire.)

—

Beurre de cacao	4 »
Chlorh. de morphine	0 02
Iodoforme	0 05
Extrait de ratanhia	0 50

(Pour un suppositoire.)

—

Beurre de cacao	2 »
Chrysarobine	0 06
Iodoforme	0 015
Extrait de belladone	0 007

(Pour un suppositoire.)

—

Beurre de cacao	4 »
Extrait aqueux de cyprès	0 15
— belladone	0 03
— thébaïque	0 02

(Pour un suppositoire.)

	gr. c.
Beurre de cacao	4 »
Chlorh. de cocaïne } àà	0 02
Extrait de belladone	

(Pour un suppositoire.)

—

Beurre de cacao	3 »
Ferripyrine	0 01
Extrait de belladone } àà	0 03
— thébaïque	

(Pour un suppositoire.)

—

Beurre de cacao	4 »
Tanin } àà	0 15
Ichtyol	
Extrait sec d'hamamélis virg.	0 10
— de ratanhia	0 25

(Pour un suppositoire.)

—

Beurre de cacao	3 »
Extrait de marron d'Inde en poudre	0 05

(Pour un suppositoire.)

A côté de ces différents traitements médicaux s'est fait jour depuis 1900, sous l'inspiration du Dr Doumer, un procédé de traitement dont l'efficacité ne peut être contestée, au moins pour un certain nombre de cas, c'est celui qui consiste à faire des *applications rectales de courants de haute fréquence.* Ces courants agiraient non seulement dans les crises hémorroïdales aiguës, en décongestionnant les masses turgescentes, mais encore dans les manifestations chroniques, par leur triple action analgésique, antispasmodique et vaso-motrice. Les hémorroïdes récentes disparaîtraient, les hémorroïdes anciennes se transformeraient en marisques indolores.

Le traitement médical des hémorroïdes ne doit pas seulement comprendre une médication locale qui, d'ailleurs, n'est mise en pratique qu'au moment des poussées congestives et inflammatoires. Une médication générale s'impose, d'une part, contre la diathèse arthritique qui est, en premier lieu, en cause, et, d'autre part, contre la maladie hémorroïdaire qui en est une manifestation.

Les préceptes hygiéniques auxquels on doit accorder le plus de confiance pour prévenir le développement des hémorroïdes ou en combattre les accidents ont été signalés. Il n'est pas inutile d'y ajouter l'usage d'une médication interne dont on admet l'efficacité sur la phlébectasie. Parmi les médicaments qui seraient dotés d'une propriété décongestive, il faut citer le cupressus (teinture 40 gouttes par jour), le capsicum (extrait 0,50 c. à 1 gr. en pilules), l'ergotine, l'hamamélis virginica (extrait fluide), 30 à 50 gouttes par jour, la teskrine (75 gouttes par jour), le mille-feuilles (alcoolature), (30 gouttes par jour), le cyprès (extrait fluide, 80 gouttes par jour)..., substances dont l'action est lente et parfois infidèle: aussi leur préfère-t-on de nos jours l'*intrait de marron d'Inde* qui, non seulement agit surtout contre l'élément douleur, mais encore favorise le flétrissement des bourrelets hémorroïdaux. La dose moyenne à employer est de 1 centigramme dans les vingt-quatre heures, soit sous forme de pilules de 2 milligrammes chacune, soit en solution à 5 % d'intrait, dont on prescrit 5 gouttes matin et soir. L'intrait en poudre peut être associé à l'hamamélis en cas d'hémorroïdes hémorragiques à la dose de 12 gouttes trois fois par jour, d'après cette formule : intrait de marron d'Inde en poudre, 1 gr.; alcool à 90°, 10 gr.; glycérine, 10 gr.; extrait fluide d'hamamélis, 20 gr.

S'il n'est pas douteux que ces différents moyens de traitement médical suffisent dans un certain nombre de cas à faire disparaître les accidents hémorroïdaux, il n'est pas moins certain que parfois ils échouent. C'est alors que pour y remédier, ainsi que pour prévenir des récidives douloureuses et leurs conséquences souvent graves, il faut recourir à d'autres méthodes de traitement qui sont du domaine de la chirurgie.

CHAPITRE XV

TRAITEMENT CHIRURGICAL DES HÉMORROIDES INTERNES IDIOPATHIQUES (1)

Ce traitement chirurgical, dont l'efficacité est constante et la bénignité à peu près absolue, principalement quand il consiste dans l'extirpation des hémorroïdes suivie de sutures, est indiqué toutes les fois qu'elles donnent lieu à des hémorragies, à des douleurs ou à des poussées de phlébite. En dehors de quelques cas particuliers (hémorroïdes symptomatiques d'une affection dans laquelle elles n'occupent que le second plan (hémorroïdes de la grossesse), il n'existe pas de contre-indication à ce traitement : aussi ne doit-on pas hésiter à le conseiller et à l'employer, tant ses avantages et ses bienfaits sont incontestables.

Ce traitement comprend un certain nombre de méthodes et de procédés qu'il est inutile de rappeler en totalité, quelques-uns d'entre eux étant justement tombés dans l'oubli. Actuellement, ces méthodes chirurgicales peuvent être réduites à trois : La première, qui ne procède pas à la destruction des hémorroïdes,

---

1. — Extrait résumé du troisième chapitre de notre volume *Les Hémorroïdes*, Paris 1892.

comprend la dilatation du canal ano-rectal et le massage des paquets variqueux : la deuxième recherche, non la suppression de ces tumeurs, mais leur modification lente par des caustiques ou par d'autres agents provoquant leur atrophie ; la troisième supprime les tumeurs variqueuses au moyen de différents procédés.

A. — PREMIÈRE MÉTHODE

1° *Dilatation forcée du sphincter anal*

La dilatation forcée destinée à faire cesser la contraction du sphincter, qui jouerait le principal rôle dans les accidents d'étranglement, a été conseillée, pour la première fois, par Gayet (de Lyon), et par Fontan, qui en a fait le sujet de deux mémoires. Vers la même époque, le professeur Verneuil, à qui ces travaux étaient restés inconnus, arrivait à la même conception, et, sous son inspiration, paraissait la thèse de Cristofari (1876), qui fut bientôt suivie, d'année en année, de nombreux mémoires, traitant de la même question : Wannebrouq (1877), F. Monod (1877), Pauzat (1878), Rosières (1885), etc.

La dilatation du sphincter s'exécute soit avec les doigts, soit avec un spéculum, après avoir endormi le malade, sans oublier toutefois que des syncopes réflexes sont possibles au cours de cette intervention. Dans le premier cas, voici la manière de procéder : on introduit dans l'anus, l'un après l'autre, les deux pouces gantés, enduits de vaseline stérilisée, de façon à ce qu'ils se touchent par leur face dorsale, pendant que les quatre autres doigts de chaque main prennent un point d'appui sur la tubérosité correspondante de l'ischion ; puis on les écarte peu à peu, dans le sens transversal, jusqu'à ce que leur face palmaire rencontre les ischions. Même manœuvre est ensuite exécutée dans le sens antéro-postérieur : on peut aux deux pouces substituer les deux index, qui pénètrent plus profondément et dépassent les sphincters ; de toute façon il faut faire cette dilatation avec douceur sans aucune brusquerie, pour ne pas s'exposer à fragmenter ou à déplacer un caillot intra-veineux.

Si l'on préfère se servir d'un spéculum, on introduit d'abord l'index ganté dans l'anus, puis un spéculum bivalve ou trivalve, les branches rapprochées. Cela fait, on écarte ces dernières peu à peu, et, lorsqu'on juge l'écartement suffisant, on retire le spéculum, sans rapprocher les valves. Les spéculums d'Ambroise Paré, de Nicaise, ou de préférence celui de Trélat, répondent bien aux indications.

De ces deux méthodes, les uns sont partisans de la dilatation digitale, convaincus que l'on se rend mieux compte de la force que l'on développe et des effets de la dilatation ; les autres trouvent dans le spéculum un instrument qui agit d'une façon plus régulière et plus efficace.

Comme suites opératoires, il n'y a signaler que de la lassitude et quelques douleurs locales qui persistent peu de temps, et, chez certains malades, un peu de dysurie et de catarrhe rectal dont on vient facilement à bout. Le sphincter, insuffisant pendant quatre ou cinq jours, ne tarde pas à reprendre sa forme et sa tonicité ; la défécation se rétablit régulièrement et, la congestion disparaissant, les bourrelets se réduisent.

Ces résultats peuvent être acquis au moyen d'une seule dilatation qui, quelquefois, est même suffisante pour empêcher toute récidive de contracture et par conséquent d'accidents d'étranglement. Comme résultat définitif, à part les cas où de nouvelles crises reviennent dans l'avenir, on note un affaissement des bourrelets qui, tout en étant flétris, restent ou non procidents, sans donner lieu à aucun trouble important. Ces bourrelets persistent parfois assez volumineux pendant quelques mois, sans être accompagnés d'aucune douleur ; il est nécessaire d'en être prévenu pour ne pas tenter une nouvelle dilatation, que la rentrée ultérieure spontanée des tumeurs rend inutile.

La dilatation forcée est une excellente opération contre les accidents des hémorroïdes, mais elle reste impuissante à assurer la guérison de la maladie hémorroïdaire. L'opération est quelquefois suivie, à échéance plus ou moins éloignée, de récidive, ce qui ne doit pas lui faire prendre le premier rang dans le traitement chirurgical des hémorroïdes. Elle n'est pas une vraie méthode curative, et elle n'est à conserver qu'à titre de médication palliative, capable de rendre de très précieux services.

2° *Massage de l'anus.*

Si l'on doit porter le même jugement sur les autres modes de dilatation mis en usage, avant la dilatation forcée du sphincter, par COPELAND, QUAIN et quelques autres chirurgiens étrangers, on ne doit également considérer que comme moyens palliatifs les *divers modes de massage* de l'anus, dont l'un fut ainsi préconisé par RÉCAMIER (1) : « On malaxe par une pression rythmée, au moyen du doigt introduit dans le rectum, le sphincter contracturé, puis peu à peu on glisse dans le rectum les autres doigts de la main, de manière à obtenir une plus large dilatation. »

Ce mode de massage aurait été conseillé, en ces dernières années, pour les enfants atteints d'hémorroïdes et de constipation.

B. — DEUXIÈME MÉTHODE

Dans cette méthode, qui ne préconise pas la suppression immédiate des hémorroïdes et qui recherche seulement leur rétrogression lente par inflammation thrombosante, prennent place les différents procédés de cautérisation par des agents modificateurs, liquides

1. — RÉCAMIER : Extension, massage et percussion cadencée dans le traitement des contractures (*Rev. Méd. franç. et étrang.*, 1838, p. 74).

ou solides : les uns déposés à la surface des bourrelets, les autres portés au centre même de ces bourrelets (cautérisation ignée, cautérisation galvanique) : tels sont les badigeonnages médicamenteux, les cautérisations superficielles et partielles, les injections interstitielles, l'électrolyse, les courants de haute fréquence. A part ces trois derniers procédés, qui peuvent être indiqués dans certaines circonstances, les autres procédés ne doivent pas être mis en usage, à cause des douleurs de longue durée qu'ils provoquent souvent et des dangers d'infection auxquels ils prédisposent.

C. — TROISIÈME MÉTHODE

Cette méthode comprend la suppression des tumeurs variqueuses. Elle compte parmi ses procédés usités : *la ligature, l'excision avec le thermo-cautère, la volatilisation avec la pince-cautère de Richet et l'extirpation* suivie de sutures.

1° *Ligature.*

Si, en France, la *ligature* n'a jamais rallié qu'un petit nombre de voix, il n'en est pas de même en Angleterre, où elle est l'opération le plus en vogue. Pour CURLING, FERGUSSON, HOLMES, ALLINGHAM et bien d'autres, elle est une méthode sûre et innocente, à la condition d'être bien exécutée. Aussi, si l'on veut éviter les accidents dont elle a parfois été suivie, ce qui doit être attribué, d'après ces auteurs, à une mauvaise exécution du procédé, est-il nécessaire de suivre le manuel opératoire traditionnel de l'hôpital Saint-Mark, dont nous empruntons la description à D. Mollière. « L'opérateur saisit un lobule hémorroïdal à l'aide d'une pince ou d'un crochet, et l'attire en bas. Chaque hémorroïde doit être opérée séparément ; jamais la ligature ne doit pas comprendre plusieurs lobules à la fois.

« A l'aide de forts ciseaux pointus, il sépare la tumeur de ses connexions avec les couches musculaire et celluleuse sous-jacentes. Cette incision doit être faite au niveau du point où la peau se transforme en muqueuse, c'est-à-dire où les téguments changent de coloration. Elle doit être dirigée en haut, mais parallèlement aux tuniques intestinales, et de telle façon que l'hémorroïde n'adhère plus au rectum que par ses vaisseaux et un lambeau de muqueuse. Cette incision est sans danger, car les vaisseaux ne pénètrent dans les tumeurs et n'en émergent que par leur partie supérieure.

« Un fort cordonnet de soie cirée est appliqué dans le sillon qui vient d'être creusé, et tandis qu'un aide tire la tumeur en dehors, la ligature est serrée *aussi fortement que possible*. On pourrait, à la rigueur, exciser ensuite une portion de l'hémorroïde si elle était très volumineuse, mais il ne faut pas alors sectionner trop près de la ligature, car on serait exposé à la voir glisser et tomber.

« La tumeur, préalablement huilée, est réduite dans le rectum. La réduction doit être complète.

« Excision simple à l'aide des ciseaux des marisques, des plis cutanés hypertrophiés ou végétations qui coexistent si souvent avec les hémorroïdes internes. Lavement opiacé.

« Immédiatement après l'opération, disposez sur la région de l'anus un tampon d'ouate et un bandage en T fortement compressif. C'est le moyen d'empêcher presque absolument les ténesmes.

« Les ligatures se séparent en général entre le dixième et le douzième jour. Elles sont éliminées en même temps que les tumeurs flétries et les matières fécales. »

Bodenhamer (1), qui est également partisan de cette méthode opératoire, la pratique en lui faisant subir les quelques modifications suivantes : « Il fait la ligature en plusieurs séances : il ne lie jamais plus d'un bourrelet chaque fois; il se sert d'un fil de soie serré juste pour suspendre la circulation; il ne comprend pas tout le nodule dans la ligature et il en laisse une partie qui s'élimine elle-même. Les gros nodules sont liés en plusieurs fois. On passe une aiguille courbe munie d'un fil double un peu au-dessus de la base de la tumeur et chaque fil est serré séparément. Il faut inciser la peau ou le tissu mucosocutané dans le point où la ligature doit être placée, afin de la rendre moins douloureuse. Dans bien des cas, lorsque les malades ne consentent pas à laisser inciser la peau, Bodenhamer a quelquefois recours

1. — Bodenhamer, *New-York Med. Rec.* 1880, et *Dict. encycl.*, t. XIII, 4e série.

à la ligature temporaire, qu'il laisse quinze à vingt minutes en place; au bout de cinq à huit jours, la tumeur a disparu. Quant aux nodules irrités et enflammés, il faut d'abord combattre l'inflammation. »

Starke, cité par F. Koenig (1), a également obtenu de bons résultats en se comportant ainsi : après désinfection préalable du champ opératoire, il fait une ligature de soie phéniquée ou de catgut. Il fait toujours précéder l'opération de la section du sphincter, qu'il pratique au niveau du raphé postérieur. Après avoir lié toutes les nodosités, il introduit dans le rectum un drain, dont il entoure l'extrémité inférieure de ouate (ou de jute) salicylée. Le pansement est fixé à l'aide d'une bande compressive. Puis le malade est soumis à une diète sévère pendant une à deux semaines et on lui fait prendre de l'opium à l'intérieur.

Kiriac (2) ajoute à la ligature l'excision de la tumeur en opérant de la manière suivante : on applique à la base de la tumeur hémorroïdale une série de ligatures passées avec l'aiguille de Réverdin, chacune de ces anses enserrant un centimètre environ du pédicule et empiétant sur la moitié du territoire de chaque ligature voisine. L'ensemble forme une couronne de *sutures subintrantes*, comprenant la totalité du pédicule de la tumeur ; les ligatures placées, il ne reste plus qu'à sectionner la tumeur au ras des fils.

1. — Fr. Koenig : *Traité de Pathog.*, t. II, 2ᵉ f., p. 546.
2. — Kiriac : *Arch. comm. Méd.*, n° 6, 1888.

2° *Excision avec le thermo-cautère.*

Forgue et Reclus (1) en donnent la technique suivante : « Après dilatation anale, ce qui donne du jour et rend « procidentes » les masses internes, nous érignons à la pince la muqueuse à deux ou trois centimètres de la marge, et l'attirons au dehors; le bourrelet est bien exposé. Par une pince à pression, placée parallèlement à l'axe rectal, nous en pédiculisons quatre ou cinq points, choisis parmi les plus turgides, sur la couronne hémorroïdaire; chacun des plis étreints est excisé au thermo, passé à ras des branches; les pinces restent encore en place quelques instants et sont desserrées. L'hémorragie est insignifiante, si l'on a opéré au rouge brun hémostatique ; les eschares, sèches et nettes, alternent avec les bandes réservées du bourrelet; leur rétraction inodulaire progressive va achever la rentrée totale de la masse, et, comme elles sont disposées en une orientation « radiée », elles sont incapables de produire le rétrécissement qui succède aux cicatrices totales. Le malade sera constipé par l'opium pendant cinq ou sept jours ; une mèche de gaze iodoformée tamponnera son rectum. Tout se passe simplement et sans péril hémorragique ou septique ; nous avons quelquefois noté une dysurie réflexe, passagère d'ailleurs. »

1. — Forgue et Reclus : *Traité de Thérap. chir.*, t. II, p. 760.

3° *Destruction par l'écrasement et la cautérisation avec la pince-cautère (volatilisation de Richet).*

Voici la technique de ce procédé de cautérisation suivie par Richet : « On passe à la base de chaque tumeur hémorroïdale un fil de laiton muni d'une aiguille d'acier. Ce fil, tenu de la main gauche, est replié en anse et sert à attirer l'hémorroïde au dehors. Puis, de la main droite, prenant la pince-cautère chauffée à blanc, on saisit l'hémorroïde, qu'on serre jusqu'à ce qu'il ne reste plus entre les mors de la pince que le fil de laiton : toute la tumeur s'est volatilisée. C'est un excellent procédé de cautérisation, que nous avons maintes fois employé, et qui est particulièrement indiqué dans les cas de tumeurs enflammées et gangrenées, alors que la désinfection du champ opératoire est impossible. Les suites opératoires ne sont pas douloureuses et sont indemnes de toute complication, mais la cicatrisation n'est obtenue qu'au bout d'un certain temps.

4° *Extirpation suivie de sutures.*

Cette opération consiste, d'après le procédé de Whitehead, à faire sortir hors du sphincter les masses hémorroïdales, et, une incision circulaire étant tracée à l'union de la peau et de la muqueuse, à les diviser ensuite en quatre segments par des incisions faites dans l'axe de l'intestin. Chaque portion est alors saisie par une pince; on libère la masse à sa partie inférieure par une incision transversale, puis, à coups de ciseaux, on remonte peu à peu dans la couche celluleuse, jusqu'à une hauteur d'un pouce et demi. Chaque segment, ainsi isolé, ne tient plus en haut que par un pédicule de muqueuse saine ; on le sectionne et on réunit par des points de suture le bord de la muqueuse à la peau de l'anus.

Ce procédé, auquel WHITEHEAD a eu recours près de trois cents fois, sans avoir aucun accident à déplorer, est vivement recommandé par un certain nombre de chirurgiens, entre autres par WEIR, RAFFIN, PENROSE, DELORME, PILCHER (1), etc. D'après ce dernier, il est nécessaire de prendre certaines précautions, que nous reproduisons d'après la *Revue des Sciences médicales* :

« Il est difficile de reconnaître les fibres musculaires du sphincter, surtout si les tumeurs sont volumineuses et si le sphincter est relâché par une dilatation préliminaire ; il est bon, au préalable, d'en vérifier les limites, pour procéder à l'énucléation.

« Durant la dissection, la surface du sphincter sera suivie avec soin, en restant en dehors du tissu musculaire ; on évite ainsi une hémorragie un peu forte. Cette dissection sera prolongée au delà du tissu hémorroïdal.

« Dans les cas graves, il y a toujours relâchement du rectum, avec tendance au prolapsus, et il est néces-

1. — PILCHER : *Rev. des Sc. méd.*, t. XXXVII, p. 264.

saire de retrancher un segment de l'intestin. Mais il n'y a pas lieu de réséquer la peau de la région anale, bien qu'elle puisse parfois sembler exubérante. L'opération terminée et l'intestin fixé à la peau, la ligne de suture est en dehors de l'anus, mais au bout de quelque temps les parois rectales regagnent de la tonicité et se rétractent, le sphincter se contracte et la ligne d'union remonte dans l'anus Il faut que le segment excisé du rectum soit égal de chaque côté, pour éviter un ectropion partiel de la muqueuse. »

Reclus (1) a maintenant presque exclusivement recours à un procédé analogue à celui de Whitehead ; voici la description qu'il en donne :

« Après la dilatation préalable de l'anus, par le spéculum de Trélat, je saisis avec une pince à pédicule, droite et à mors étroits, les hémorroïdes procidentes, d'abord d'un côté de l'anus, le droit par exemple, et je sectionne ce bourrelet avec un bistouri, ou mieux avec des ciseaux courbes. En général, au fur et à mesure que l'on coupe, la muqueuse s'échappe des mors de la pince et tend à remonter plus ou moins haut vers l'ampoule ; aussi je la prends avec des pinces à forcipressure, en l'étreignant surtout au niveau des points où saignent les vaisseaux, afin d'obtenir une hémostase provisoire. Puis, la section terminée, je juxtapose peau et muqueuse, et je suture au crin de Florence.

« Reste le bourrelet du côté gauche : je le saisis de la même manière que celui du côté droit, avec une

1. — Reclus, *Mercredi méd.*, 20 Juillet 1892.

pince à pédicule, avec deux si le volume du paquet variqueux est trop considérable, puis je coupe et je suture. J'ai donc ainsi laissé, en avant et en arrière de la marge de l'anus, un segment de peau et de muqueuse non excisé, et qui suffit amplement à éviter toute rétraction cicatricielle. Je m'arrange, d'ailleurs, pour ménager les téguments au point où les hémorroïdes sont le moins accusées. Aussi la pince ne saisit pas toujours le bourrelet dans une direction antéro-postérieure ; elle peut être transversale ou oblique si les varices sont moins abondantes sur les côtés qu'en avant et en arrière de l'orifice anal.

« La suture qui juxtapose la peau à la muqueuse, pour obtenir la réunion, assure aussi l'hémostase. Je me contente donc, pour tout pansement, de mettre dans le trajet anal et remontant jusqu'à l'ampoule une mèche de gaze iodoformée que je maintiens par un bandage en T. Comme le malade a été purgé la veille de l'intervention, quelques pilules d'extrait thébaïque le constipent pendant les cinq ou six jours suivants ; à ce moment, j'ordonne un léger purgatif et un lavement, et la première selle est à peine douloureuse. Le septième jour, j'enlève les fils qui ne sont pas tombés spontanément ou sous l'effort d'une légère traction ; ceux-là sont en petit nombre.

« Cette opération me paraît présenter de grands avantages, et je la préfère même à la « volatilisation » du professeur Richet. Elle ne nécessite aucun appareil spécial, ni pince à friser, ni fil de fer recuit, ni foyer de chaleur ; elle se pratique très facilement à la cocaïne, et c'est une des opérations que j'ai tenu à faire avec cet anesthésique local, sous les yeux des membres du dernier *Congrès de chirurgie*. Elle ferme la porte aux inoculations septiques, que laisse ouverte la chute des eschares après l'emploi de la cautérisation. Enfin, la guérison est beaucoup plus rapide, et, en sept jours, elle est « pratiquement » obtenue ; il reste bien quelques petits points ulcérés, au niveau des fils tombés spontanément, mais leur cicatrisation est fort prompte. »

SOINS ANTISEPTIQUES A PRENDRE DANS CES OPÉRATIONS COMPLICATIONS POST-OPÉRATOIRES

Quelle que soit l'opération que l'on ait décidé de mettre en pratique, il est inutile de rappeler que les précautions antiseptiques doivent être appliquées ici, avant, pendant et après l'intervention, plus rigoureusement encore que dans toute autre région. Elles sont le complément nécessaire des soins que le malade a dû recevoir, les jours précédents, pour le préparer à l'opération, lorsque cette dernière n'aura pas été faite d'urgence. L'intervention effectuée dans ces conditions, on provoquera la constipation par l'administration de l'opium à l'intérieur.

Après l'ablation de ces tumeurs, faites sous le couvert de l'antisepsie et par les procédés modernes, les suites opératoires sont exemptes de tout incident fâcheux ; aussi ne devrait-il pas être question ici de complications post-opératoires, si l'on n'en voyait pas quelquefois surgir consécutivement aux autres interventions, quelque soin que l'on ait apporté à leur exécution. Sans qu'il y ait besoin d'y insister, il est utile de se rappeler, pour être prêt à porter remède, que l'on peut voir survenir des *douleurs* locales assez intenses, des *ténesmes* violents, de la *rétention d'urine,* des *hémorragies,* et, exceptionnellement, la *pyohémie.*

RÉSUMÉ THÉRAPEUTIQUE

Des inconvénients et surtout des dangers auxquels prédisposent les hémorroïdes internes idiopathiques (nous avons vu quelle conduite il convient de tenir à l'égard des hémorroïdes externes), il ressort manifestement que ces varices ne doivent pas être respectées et encore moins favorisées, mais, qu'au contraire elles appellent une thérapeutique variable suivant les cas.

Nous avons déjà indiqué à quelles variétés s'applique le traitement médical. Quelque résultat heureux que l'on enregistre sous son influence, il ne possède cependant d'autre valeur que celle d'un traitement palliatif. Il ne doit donc être préconisé que dans les cas où les phénomènes morbides n'apportent qu'un trouble pour ainsi dire insignifiant dans l'économie, et lorsque, en présence d'accidents plus accusés, les malades s'opposent à toute intervention plus efficace.

Si au contraire l'on est appelé auprès d'hémorroïdaires atteints des différentes complications (hémorragie, étranglement, anémie, troubles nerveux et moraux, etc.) que nous avons exposées, il est indiqué de tenter tout d'abord une dilatation forcée, quand l'on a reconnu que la contracture du sphincter est en jeu.

Lorsque cette dilatation n'est pas parvenue à conjurer tous les accidents, l'emploi de la cautérisation, d'après les procédés ci-dessus énoncés, et de la ligature telle qu'elle est pratiquée en Angleterre, peut rendre de très grands services; mais, comme les bienfaits de ces opérations ne sont pas toujours persistants et comme les récidives surviennent parfois, il paraît légitime à beaucoup de chirurgiens de leur préférer le procédé qui a le plus de chances d'approcher de la cure radicale, c'est-à-dire l'extirpation sanglante suivie de réunion et pratiquée sous le couvert de l'antisepsie.

TABLE DES MATIÈRES

CHAPITRE PREMIER

HYGIÈNE PROPHYLACTIQUE DE L'ARTHRITIQUE

L'arthritique est un candidat à la maladie hémorroïdaire.... 5

§ 1er. — Remarques générales sur l'alimentation........... 7

1° Eviter les aliments toxiques. Restreindre la ration azotée 11

2° S'abstenir des aliments générateurs d'acide urique 12

3° Supprimer tout aliment acidifiant de l'organisme 12

4° N'user qu'avec modération des aliments excitants. Le rôle toxique de l'alcool.......... 13

§ 2. — Régime alimentaire.............................. 14

§ 3. — Remarques particulières.......................... 17

§ 4. — Exercices physiques 19

§ 5. — Cure thermale 25

CHAPITRE II

CONSIDÉRATIONS GÉNÉRALES SUR L'HYGIÈNE DES HÉMORROIDAIRES

Division des arthritiques hémorroïdaires.................... 34

CHAPITRE III

HYGIÈNE DU GOUTTEUX ET DU RHUMATISANT CHRONIQUE HÉMORROIDAIRES

§ 1er. — Remarques particulières........ 35
§ 2. — Régime alimentaire 37
§ 3. — Exercices physiques........ 41
§ 4. — Hydrothérapie 42
§ 5. — Cure thermale 44

CHAPITRE IV

HYGIÈNE DU DYSPEPTIQUE HÉMORROIDAIRE

§ 1er. — Remarques particulières........ 46
§ 2. — Régime alimentaire 51
§ 3. — Exercices physiques 53
§ 4. — Hydrothérapie 55
§ 5. — Cure thermale 56
§ 6. — Climatothérapie 57

CHAPITRE V

HYGIÈNE DE L'HÉPATIQUE HÉMORROIDAIRE

§ 1er. — Remarques particulières 58
§ 2. — Régime alimentaire 59
§ 3. — Exercices physiques 61
§ 4. — Hydrothérapie 62
§ 5. — Cure thermale 64

CHAPITRE VI

HYGIÈNE DU DIABÉTIQUE HÉMORROIDAIRE

§ 1er. — Remarques particulières 65
§ 2. — Régime alimentaire 67

§ 3. — Exercices physiques 69
§ 4. — Hydrothérapie 70
§ 5. — Cure thermale 71

CHAPITRE VII

HYGIÈNE DE L'OBÈSE HÉMORROIDAIRE

§ 1er. — Remarques particulières 73
§ 2. — Régime alimentaire 75
§ 3. — Exercices physiques 78
§ 4. — Hydrothérapie 82
§ 5. — Cure thermale 83

CHAPITRE VIII

HYGIÈNE DU CARDIAQUE HÉMORROIDAIRE

§ 1er. — Remarques particulières 84
§ 2. — Régime alimentaire 87
§ 3. — Exercices physiques 90
§ 4. — Hydrothérapie 93

CHAPITRE IX

HYGIÈNE DE L'ALBUMINURIQUE HÉMORROIDAIRE

§ 1er. — Remarques particulières 95
§ 2. — Régime alimentaire 99
§ 3. — Exercices physiques 100
§ 4. — Hydrothérapie 102
§ 5. — Cure thermale 103

CHAPITRE X

HYGIÈNE DE L'ASTHMATIQUE ET DE L'EMPHYSÉMATEUX HÉMORROIDAIRES

§ 1er. — Remarques particulières 104
§ 2. — Régime alimentaire 105

§ 3. — Exercices physiques 108
§ 4. — Hydrothérapie 109
§ 5. — Cure thermale 111

CHAPITRE XI

HYGIÈNE DE L'URINAIRE HÉMORROIDAIRE

§ 1er. — Remarques particulières 112
§ 2. — Régime alimentaire 113
§ 3. — Exercices physiques 115
§ 4. — Hydrothérapie 118
§ 5. — Cure thermale. 120

CHAPITRE XII

HYGIÈNE DU NEURASTHÉNIQUE HÉMORROIDAIRE

§ 1er. — Remarques particulières 122
§ 2. — Régime alimentaire 125
§ 3. — Exercices physiques 127
§ 4. — Hydrothérapie 128
§ 5. — Climatothérapie - Cure thermale 131

CHAPITRE XIII

TRAITEMENT MÉDICAL DES HÉMORROIDES

Nécessité de traiter les hémorroïdes 135
Traitement médical des hémorroïdes symptomatiques 137

CHAPITRE XIV

TRAITEMENT MÉDICAL DES HÉMORROIDES IDIOPATHIQUES

Traitement des hémorroïdes externes 140
Traitement des hémorroïdes internes 144
1° Hémorroïdes saignantes, non procidentes et non douloureuses 145
2° Hémorroïdes saignantes, difficilement réductibles 148

CHAPITRE XV

TRAITEMENT CHIRURGICAL DES HÉMORROIDES INTERNES IDIOPATHIQUES

A. — *Première Méthode* 154
1° Dilatation forcée du sphincter anal 154
2° Massage de l'anus 157
B. — *Deuxième Méthode* 157
C. — *Troisième Méthode* 158
1° Ligature 158
2° Excision avec le thermo-cautère 162
3° Destruction par l'écrasement et la cautérisation avec la pince-cautère (volatilisation de Richet) 163
4° Extirpation suivie de sutures 163
Soins antiseptiques à prendre dans ces opérations : Complications post-opératoires 167
Résumé thérapeutique 168
Table des matières 171

NIORT. — IMP. TH. MARTIN

www.ingramcontent.com/pod-product-compliance
Ingram Content Group UK Ltd.
Pitfield, Milton Keynes, MK11 3LW, UK
UKHW020251180726
13839UKWH00001B/283